Aus der inneren Abteilung des Posener Diakonissenhauses.
(Dirigierender Arzt: Professor Dr. O. Heß.)

Über
Relaxatio diaphragmatica
(Eventratio diaphragmatica).

Inaugural-Dissertation

zur Erlangung der

Medizinischen Doktorwürde

an der

Friedrich-Wilhelms-Universität
zu Berlin

von

Johannes Bergmann

aus Schmalkalden.

Tag der Promotion: 10. September 1913.

1913.
Springer-Verlag Berlin Heidelberg GmbH

ISBN 978-3-662-22886-9   ISBN 978-3-662-24828-7 (eBook)
DOI 10.1007/978-3-662-24828-7

Gedruckt mit Genehmigung

der

Medizinischen Fakultät der Universität Berlin.

Referent: Herr Geh. Med.-Rat Prof. Dr. His.

Dekan: Herr Geh. Med.-Rat Prof. Dr. Orth.

Meinen lieben Eltern.

Über Relaxatio diaphragmatica
(Eventratio diaphragmatica).

Inhaltsverzeichnis.

	Seite
1. Einleitung	7
2. Kasuistik	9
3. Diagnose	24
4. Differentialdiagnose	26
5. Pathologische Anatomie	32
6. Symptomatologie	33
7. Therapie	35
8. Prophylaxe	35
9. Prognose	35
10. Ätiologie	36

Literatur.

1. Appel, Zur Kenntnis der Eventratio diaphr. Inaug.-Diss. Greifswald 1911.
2. Arnsperger, Über Eventratio diaphr. Deutsch. Arch. für klin. Med. **93.** 1908.
3. — Die Röntgenuntersuchung der Brustorgane usw. Leipzig 1909.
4. Baetge, Zur Eventratio diaphr. mit elektrokardiographischen Untersuchungen Deutsch. Arch. f. klin. Med. **110.** 1913.
5. Becker, Über Dexiokardie. Inaug.-Diss. Jena 1891.
6. Th. Becker, Röntgenuntersuchungen bei Hern. und Eventratio diaphr. Fortschritte a. d. Geb. d. Röntgenstr. **17.** 1911.
7. Beltz, Über Eventratio diaphr. Med. Klinik. **15. 16.** 1907.
8. — Ein Beitrag zur Differentialdiagnose zwischen Hern. und Eventratio diaphr. Münch. med. Wochenschr. **19.** 1910.
9. Benda, Vereinsbericht. Deutsche med. Wochenschr. **49.** 1902. Vereinsbeilage.
10. Determann, Vereinsbericht. Münchner med. Wochenschr. **13.** 1907. S. 634.
11. Doering, Über Eventratio diaphr. Deutsch. Arch. f. klin. Med. **72.** 1907.
12. Eggeling, Der anatomische Befund in einem bekannten Fall von Eventratio diaphr. Münchner med. Wochenschr. **42.** 1912.
13. Eppinger, Allg. und spez. Pathologie des Zwerchfells. (Suppl. zu Nothnagel.) Wien und Leipzig 1911.
14. Falkenstein, Ein Beitrag zur Pathologie des Zwerchfells. Inaug.-Diss. Bonn 1904.
15. Fraenkel, Vereinsbericht. Deutsche med. Wochenschrift. **48.** 1902. Vereinsbeilage.
16. Franck, Über Zwerchfellinsuffizienz. Beitr. zur klin. Chir. **74.** 1911.
17. Giffin, The diagnosis of diaphragmatic hernia. Ann. of surg. **55.** 1912. S. 388—397. Zit. nach dem Zentralbl. für die ges. inn. Med. **1.** 1912. S. 559.
18. Glaser, Über Eventratio diaphr. Deutsch. Arch. f. klin. Med. **78.** 1903.

19. Grosser, Über Zwerchfellhernien. Wiener klin. Wochenschr. **24.** 1899.
20. Günther, Vereinsbericht. Münchner med. Wochenschr. **8.** 1910.
21. Guttmann, Über einen Fall von Hern. diaphr. Deutsche med. Wochenschr. **14.** 1884.
22. Haase, Vereinsbericht. Berliner klin. Wochenschr. **9.** 1913. S. 425.
23. Haudek, Ein radiol. diagn. Fall von traumat. Zwerchfellhernie. Wiener klin. Wochenschr. **43.** 1912.
24. Hellin, Über Zwerchfellähmung nach einseitiger Phrenicusdurchschneidung. Deutsche med. Wochenschr. **31.** 1912.
25. Hertwig, Elemente der Entwicklungslehre. Jena 1904.
26. Herz, Zur Diagnostik der Zwerchfellhernie. Münchner med. Wochenschr. **40.** 1905.
27. — Zur Diagnose der Eventratio diaphr. Wiener klin. Wochenschr. **47.** 1907.
28. Heß, Über den Zwerchfellreflex und die Zwerchfellinnervation. Münchner med. Wochenschr. **36.** 1906.
29. — Über Eventratio diaphr. Deutsche med. Wochenschr. **49.** 1906.
30. Hildebrand und Heß, Zur Differentialdiagnose zwischen Hernia diaphr. und Eventratio diaphr. Münchner med. Wochenschr. **16.** 1905.
31. — Eventratio diaphr. im Röntgenbild. Physikal.-med. Monatshefte. **11.** 1905.
32. Hirsch, Zur klinischen Diagnose der Zwerchfellhernie. Münchner med. Wochenschrift. **29.** 1900.
33. Höst, Dextrokardi. Norsk Magazin f. Lägevidenskaben. **72.** 1911. Nr. 4. Ref. im Zentralbl. f. allg. Path. **20.** 1911. S. 928.
34. Hoffmann, Vereinsbericht. Münchner med. Wochenschr. **17.** 1905.
35. — Über die moderne Therapie der chronischen Herzkrankheiten. Berliner klin. Wochenschr. **14.** 1906.
36. — Vereinsbericht. Deutsche med. Wochenschr. **24.** 1906. S. 982.
37. — Über rudimentäre Eventration. Münchner med. Wochenschr. **3.** 1907.
38. Holzknecht, Die röntgenologische Diagnostik der Erkrankungen der Brusteingeweide. Hamburg 1901.
39. Jamin, Der Einfluß der Phrenicusreizung beim Menschen nach Röntgenuntersuchung. Festschrift f. J. Rosenthal. II. Leipzig 1906.
40. Kienböck, Ein Fall von Zwerchfellhernie mit Röntgenuntersuchung. Zeitschr. f. klin. Med. **62.** 1907.
41. Königer, Zur Differentialdiagnose der Zwerchfellhernie und des einseitigen idiopath. Zwerchfellhochstandes. Münchner med. Wochenschr. **6.** 1909
42. Kraus, Vereinsbericht. Deutsche med. Wochenschr. **14.** 1913.
43. Krause, Kongreßbericht. Münchner med. Wochenschr. **14.** 1913.
44. Ladebeck, Über Hern. diaphr. und Hochstand des Zwerchfells. Inaug.-Diss. Leipzig 1907.
45. Leichtenstern, Zur Diagnose der Hern. diaphr. Berliner klin. Wochenschr. **40.** 1874.
46. Lotze, Über Eventratio diaphr. Deutsche med. Wochenschr. **40.** 1906.
47. Malkow, Eventratio diaphr. Russk. Wratsch. **51.** 1912.
48. Motzfeld, Über Eventratio diaphr. Deutsche med. Wochenschr. **7.** 1913.
49. Naunyn, Vereinsbericht. Münchner med. Wochenschr. **31.** 1904. S. 1413.
50. Neumann, Über den Volvulus des Magens. Deutsche Zeitschr. f. Chir. **85.** 1906.
51. Otten und Schefold, Beitrag zur Differentialdiagnose zwischen Eventr. und Hern. diaphr. Deutsch. Arch. f. klin. Med. **99.** 1910.
52. Ravn, Über die Bildung der Scheidewand zwischen Brust- und Bauchhöhle in Säugetierembryonen. Arch. f. Anat. u. Physiol. 1889. Heft 3 u. 4.
53. Reuß, Hern. diaphr. oder einseitiger Zwerchfellhochstand? Deutsche med. Wochenschr. **16.** 1913.
54. Risel, Vereinsbericht. Münchner med. Wochenschr. **13.** 1907.
55. Saar, Vereinsbericht. Deutsch. med. Woch. **6.** 1913.
56. Scheidemandel, Zur Röntgendiagnostik der Eventratio diaphr. Münchner med. Wochenschr. **40.** 1912.

57. Schmit, Ein Fall von vollständiger Agenesie beider Lungen. Virchows Arch. **134.** 1893. Heft 1.
58. Scholz, Ein Beitrag zur Kenntnis der Hern. diaphr. congen. Berliner klin. Wochenschr. **8.** 1911.
59. Seefeld, Der Stand des Zwerchfells bei Gesunden und Emphysematikern. Beitr. z. Klinik d. Tuberkulose. **15.** 1910. Heft 3.
60. Stauder, Vereinsbericht. Münchner med. Wochenschr. **51.** 1905.
61. Stintzing, Vereinsbericht. Ebenda. **36.** 1912.
62. Struppler, Über den physik. Befund und die neueren klin. Hilfsmittel bei der Diagnose Zwerchfellhernie. Deutsch. Arch. f. klin. Med. **70.** 1901.
63. Thoma, 4 Fälle von Hern. diaphr. Virchows Arch. **88.** 1882.
64. Uskow, Über die Entwicklung des Zwerchfells, des Perikardiums und des Cöloms. Arch. f. mikr. Anat. **22.** 1883.
65. Waldeyer, Über die Beziehungen der Hern. diaphr. zur Entwicklungsgeschichte des Zwerchfells. Deutsche med. Wochenschr. **14.** 1884.
66. Widenmann, Zur Kasuistik der Zwerchfellhernie beim Lebenden. Berliner klin. Wochenschr. **11.** 1901.
67. Wieting, Über die Hern. diaphr. Deutsche Zeitschr. f. Chir. **82.** 1906.
68. Winternitz, Vereinsbericht. Münchner med. Wochenschr. **21.** 1907.
69. — Vereinsbericht. Ebenda. **31.** 1907.

Wenn in dem Raume, in dem sonst Brustorgane liegen, sich Baucheingeweide befinden, so sind zwei Möglichkeiten zur Erklärung vorhanden: 1. die Bauchorgane können durch einen Schlitz im Zwerchfell (Zw.) in die Brusthöhle getreten sein, es liegt also ein Zwerchfellbruch, eine Hernia diaphragmatica (H. d.) vor, oder aber 2., das Zw. hat sich ganz oder teilweise stark gedehnt, bildet eine noch mehr als gewöhnlich nach oben zu ausgebuchtete Kuppel, in deren Höhlung Magen, Darm usw. Platz finden. Man bezeichnet diesen Zustand fast allgemein als Eventratio diaphragmatica. Jeder empfindet indes, daß dieser von Cruvelhier herstammende Ausdruck schief ist. Eine Eventratio ist eine Verlagerung der Bauchorgane aus der Bauchhöhle heraus, das ist aber hier doch gar nicht der Fall. Die Bauchhöhle ist dadurch vergrößert worden, daß das Zw. oder Teile desselben sich nach oben zu gedehnt haben, und so sind von verschiedenen Autoren andere Bezeichnungen vorgeschlagen worden. Bereits Leichtenstern gebrauchte dafür den Namen Zw.-Hochstand, und dasselbe Wort wählen neuerdings Ladebeck und Scholz, während Königer noch das Adjektiv „idiopathisch" hinzufügt. Doch darunter versteht man jetzt wohl allgemein etwas anderes: Zw.-Hochstand ist ein Höhertreten des Diaphragmas, ohne daß an diesem Muskel selbst eine krankhafte Veränderung nachweisbar wäre. Nach Eppingers Schema kommt es bei folgenden Zuständen vor: 1. gesteigertem Abdominaldruck (Ascites, Tumoren, Meteorismus, auch Gravidität); 2. gesteigertem Lungenzug, a) bei Schrumpfung (Cirrhose, Pleuraschwarte [Williamsches Phänomen!]), b) Bronchialstenosen; 3. vermindertem Zw.-Tonus (Lähmung oder Parese); 4. zu schmaler, unterer Thoraxapertur. Man wird also besser nach einer andern Benennung suchen. Giffin schlägt Elevation vor; doch auch das scheint uns nicht geeignet zu sein. Eine „Erhebung" des Zw. kommt doch schon bei der Atmung vor. Besser ist schon Insuffizienz, die Bezeichnung, die Franck gebraucht. Am besten scheint uns aber der Name Relaxatio diaphragmatis (R. d.), Zw.-Erschlaffung, nach Wieting, zu sein. Dieser Ausdruck stimmt wirklich mit der uns beschäftigenden Veränderung überein und soll im folgenden stets gebraucht werden. — Übrigens erwächst dem Worte Eventratio ein Verteidiger in Eppinger, der wegen des pathologisch-anatomischen Befundes in der Benennung „idiopathischer Zw.-Hochstand" vorzieht.

Es ist vielleicht nicht unwichtig, darauf hinzuweisen, daß das Zw. in unseren Fällen nur gedehnt ist, nie aber eine nicht physiologische Öffnung auch nur in einer seiner drei Schichten: Pleura, Muskelsehnenplatte, Peritoneum haben darf. Praktisch in Frage kommt nur die Durchtrennung des ganzen Zw. oder der Muskelsehnenschicht; dann bilden die beiden serösen Häute einen Bruchsack um die in die Brusthöhle verlagerten Baucheingeweide, und wir nennen diese Art von Brüchen echten Zw.-Bruch — Hernia diaphragmatica vera —, im Gegensatz zu der zuerst erwähnten Möglichkeit, dem unechten Zw.-Bruch — H. d. spuria. Dieser ist bei weitem am häufigsten von den uns beschäftigenden Krankheiten. Dann kommt der unechte Zw.-Bruch, während die R. d. nur in wenigen Fällen sichergestellt ist. Nach Guttmann sind 90 Proz. wahre, 10 Proz. falsche Zw.-H., Grosser kennt 40 wahre und 385 falsche Zw.-H., wobei zu bemerken ist, daß er 8 hier nicht mitgerechnete Fälle von R. d. zu den falschen Zw.-H. rechnet. Struppler erwähnt nur, daß 500 Fälle von H. d. bekannt sind, während es nach Wieting 44 echte Zw.-H. gibt. Dagegen kennt der älteste, der in Betracht kommenden Autoren, Thoma, nur 7 Fälle von R. d., der nächste, Grosser, 8, ebensoviel Doering, einen mehr hat Fränkel zu verzeichnen; 12 führt Lotze an, 10 Beltz. Arnsperger nennt 11 Fälle, rechnet außerdem die Fälle Kienböck, Herz und Struppler zur R. d. Als letzter erwähnt Eppinger 17 Fälle, zu denen noch 3 eigene kommen. Von diesen war eine rechtsseitige R. d., bisher die einzige! Bemerkt muß jedoch werden, daß bei dieser Zahl außer dem Tennantschen, auch sonst dazu genommenen Fall (es lag hier nur eine Ausbuchtung der hinteren zwei Drittel des Zw. bis zur 2. Rippe vor, während das vordere Drittel normal war) noch die Fälle von Bohn und Bromann sind. Bei diesem letzten (s. Zieglers Beiträge. 27. 1900. S. 371) bestand ein Divertikel, in dem ein Lipom lag, bei dem Bohnschen (zitiert nach Birch-Hirschfeld, Lehrbuch der pathologischen Anatomie. 1876. S. 857) war eine trichterförmige Ausbuchtung des sehnigen Teils bis herauf zur 3. Rippe (R.). Darin befanden sich Milz, Dünndarm und Coecum. — Wir halten außer den 16 durch Sektion erhärteten Fällen von R. d. nur 6 für zweifellos erwiesen.

Um uns genauer mit der Klinik der Relaxatio diaphragmatica beschäftigen zu können, ist es notwendig, die bisher beschriebenen Fälle kennen zu lernen. Es sei also zunächst gestattet, die betreffenden Krankengeschichten, soweit sie uns interessieren, kurz zu wiederholen. Wie wir noch sehen werden, ist die Differentialdiagnose zwischen Relaxatio diaphragmatica und Hernia diaphragmatica sehr schwierig, zuweilen unmöglich. Es müssen daher auch Fälle von sicherer Hernia diaphragmatica gebracht werden, wenn sie mit dem zur Behandlung stehenden Thema zusammenhängen. Da andererseits uns hauptsächlich die klinischen Erscheinungen der Relaxatio diaphragmatica beschäftigen sollen, können wir die älteren, zufällig bei Sektionen gefundenen Fälle fortlassen. Es sind dies folgende: 1. Meckel, Dissertatio de hernia diaphragmatica. Halle 1819, 2. Pyl, Aufsätze und Beobachtungen aus der gerichtlichen Medizin, 3. Froriep, Kleines Repetitorium, 1837, 4. Cruvelhier, Traité d'anatomie path. génerale, 1. S. 619, 5. Howald Marsh, Lancet 1867, 6. Tennant, Partial atrophy of the diaphragma, Edinbourgh Med. Journ., Juli 1894 (zit. nach Lotze).

Wenn wir bei unserer Besprechung die zeitliche Reihenfolge beibehalten, so stoßen wir in der Literatur zunächst auf die von Thoma beschriebenen Fälle.

1. Leiche eines 75jährigen Mannes, bei dem folgende Diagnose festgestellt wurde: Eventratio diaphragmatica sinistra, Dislokation des Herzens nach rechts (r.), Difformität beider Lungen, Hernia inguinalis sinistra, Operation einer eingeklemmten Hernia cruralis dextra mit Entfernung des Bruchsacks, Hernia interna pelvis minoris, Peritonitis acuta septica, Oedema pulmonum. — Der genauere Befund ist folgender: Die r. Zwerchfellkuppe steht an der Verbindungsstelle des knöchernen und knorpeligen Teils der 5. Rippe (R.). ,,Unmittelbar vom Lig. suspensorium hepatis biegt das Zwerchfell (Zw.) mit einem scharfen Rande nach oben und bildet eine weite kuppelförmige Aussackung nach oben." Deren höchster Teil lag in der Höhe des 3. Intercostalraums (I.-R.). Der Sack legt sich der hinteren, seitlichen und vorderen Brustwand und dem Herzbeutel an, enthält den gedehnten Magen, die Milz, ein Stück Kolon und den 1. Leberlappen, der nach aufwärts geschlagen ist und der Zw.-Kuppe anliegt. Diese besteht aus Pleura, Peritoneum und einer mittleren Lamelle, ,,welche aus sehr langgezogenen, sehnig glänzenden Fasern besteht, die zwar meist nur eine schleierähnlich durchbrochene Membran bilden, aber doch ein außerordentlich festes Gefüge besitzen". Nach hinten und nach beiden Seiten geht sie in Muskulatur über, nach vorn zu sind nur sehr wenig Muskelfasern. Der Ansatz am Rippenbogen (R.-B.) ist wie derbes, sehniges Bindegewebe. Die r. Hälfte ist annähernd normal. Die Grenze nach der Aussackung hin ist sehr scharf, da das straff gespannte Lig. suspens. die r. Hälfte in normaler Lage erhält. — Die Milz ist groß, auch der Magen, dessen Fundus fast allein den Zwerchfellsack ausfüllt. Der längste Durchmesser verläuft steil von oben l. nach unten r. und beträgt 26 cm. Die große Kurvatur legt sich am Zw. und Mesokolon an. Der bereits erwähnte l. Leberlappen ist verhältnismäßig klein, flach, zungenförmig und von einer schmalen Bindegewebsleiste umgeben. Die Herzspitze liegt nur wenig höher als die Wurzel des Processus xiphoideus und ziemlich genau in der Medianlinie (Med.-L.). Das Herz ist klein, das Foramen ovale offen, aber durch seine Randleisten gedeckt. Während die r. Lunge ziemlich normal ist, ist die l. unregelmäßiger, kleiner, besonders der Unterlappen, dessen Höhe beträchtlich vermindert ist. Die Vorderspitze ragt nur etwas über die Seitenlinie. Der Oberlappen ist größer als normal und ragt weiter nach r. Das Gewebe ist durchaus lufthaltig, stark durchfeuchtet und namentlich unten blutreicher. Es besteht keine Kompression, dagegen vorn ein leichtes Emphysem. — In bezug auf die übrigen sehr interessanten Einzelheiten muß auf den Originalaufsatz verwiesen werden.

2. Leiche eines 29jährigen Mannes, dessen r. Brustseite sehr stark eingezogen erscheint, besonders unten. Im 5. I.-R. in der r. Seitenlinie befindet sich eine enge Fistelöffnung, aus der wenig mißfarbener Eiter hervortritt. Unterer Rand des r. Leberlappens steht sehr tief, der l. ist nach oben gedrängt. Ansatz des Lig. suspens. an der Leber nach l. bis über die Med.-L. verschoben. Die l. Zw.-Hälfte bildet eine stark gewölbte Kuppe, deren höchster Rand bis zum 3. I.-R. ragt. Die r. steht beträchtlich tiefer als normal, ist etwas faltig und nach l. verzogen. Abgesehen von einer geringen, fast bis zur Kuppe reichenden Dehnung der linken Portio costalis ist die Konfiguration des Zw. normal. In der Kuppe liegt der Magen (mit ziemlich

großem Fundus), die Milz und Teile des Colon transversum. Die r. Lunge ist etwas nach oben und hinten gezogen und überall sehr fest verwachsen. Nur vorn unten befindet sich eine flache Höhle zwischen Lunge und Costalwand. Dort mündet die Fistel und ein 10 cm langer Gang, der nach oben zwischen Lunge und Wirbelsäule führt. Die Wandungen bilden sehr derbe Narbenmassen. Die r. Lunge ist sehr klein, der obere Teil von Bindegewebssträngen durchzogen. Die übrigen Teile, besonders unten, sind luftleer, blutreich und feucht. Oben sind einige Bronchialzweige erweitert und mit Käse gefüllt. Das Herz ist stark nach r. verdrängt und steht mehr senkrecht. Die Spitze liegt r. von der Med.-L. Die l. Lunge ist ziemlich groß. Der vordere Rand reicht über die Med.-L. nach r. Dort ist starkes Emphysem, sonst mittlerer, am Rande verminderter Luftgehalt. Die ganze Lunge ist stärker durchfeuchtet, die unteren Ränder blutreicher als normal. — Von den übrigen Veränderungen ist hochgradige amyloide Degeneration vieler Organe zu verzeichnen.

3. Wir kommen nun zum Fall Struppler, der zwar als H. d. beschrieben ist, von Arnsperger jedoch als R. d. aufgefaßt wird.

Es handelt sich um einen 26 jährigen Schlosser, der vor 6 Jahren 13 m tief auf die l. Seite gestürzt war und sich außer einer Fraktur des l. Vorderarms eine solche zweier Rippen in der Magengegend zugezogen hatte. Er erbrach in der nächsten Zeit fast alles, und zwar wurde nach 2 bis 3 Minuten alles wieder heraufgewürgt, was besonders wichtig für die Diagnose nach Trauma sein soll. Das Epigastrium war sehr hart; dort waren ziehende Schmerzen. Kein Fieber, keine Verstopfung. Allmählich trat Besserung ein, der Patient arbeitete schon wieder 3 Wochen, als 13 Wochen nach dem Unfall 15 bis 25 Minuten nach Zufuhr von Flüssigkeiten gurrende und plätschernde Geräusche in der l. Seite bis zur Höhe der Mamille, auch in der mittleren Ax.-Linie auftraten. Dann trat saures Aufstoßen und Gefühl von Völle ein, Erbrechen jedoch nur nach Alkohol oder zu reichlicher Mahlzeit. Der Kranke wird schnell satt, muß aber öfters essen. Keine Dysphagia paradoxa, doch noch andere Beschwerden. Der Patient war deswegen 13 mal im Krankenhaus und wurde 19 mal l. unten und seitlich punktiert. Es wurden folgende Diagnosen gestellt: Pleuritis, Pneumo- und Pyopneumothorax, Zwerchfellhochstand, einmal auch Möglichkeit einer H. d. — Status bei der Aufnahme: In Bettruhe keine Dyspnoe oder Cyanose. Thorax gut gewölbt, alte Fraktur der 7. und 8. l. R. — L. Thoraxhälfte etwas weiter als die r. Exkursionen l. stärker als r. Kein Nachschleppen. Spirometrische Messungen ergaben eine Vitalkapazität von 3750 ccm bei leerem Magen, von 3100 bis 3250 ccm nach Trinken von 700 g Milch. Die Lungengrenzen waren r. normal und verschieblich. L. war die hintere untere Grenze am 8. Brustwirbeldorn anscheinend etwas verschieblich. Abwärts relative Dämpfung mit tympanitischem Beiklang. Die Grenze ändert sich manchmal bei Lagewechsel. Die Dämpfung ist nach dem Essen stärker, wird schwächer oder schwindet in Knieellenbogenlage. Links vorn unter der Clavicula ist der Schall hypersonor, im 2. und 3. I.-R. tympanitisch, manchmal auch relativ gedämpft mit Tympanie. Kein Schallwechsel. Stimmfremitus l. vorn unten gut, l. hinten unten nur sehr wenig abgeschwächt. Von der Mitte der l. 4. Rippe ab nach abwärts hoher tympanitischer Schall, allmählich in tiefen tympanitischen Darmschall übergehend. Nach Trinken Dämpfung im 4. und 5. I.-R. Das Littensche Phänomen ist rechts sehr deutlich, l. fehlt es. Während das vesiculäre Atmungsgeräusch sonst normal ist, ist es l. hinten unten abgeschwächt, auch hört man l. vorn vom 2. I.-R. ab verschiedene Plätschergeräusche. Bei Stäbchenplessimeterperkussion hört man l. vorn zwischen dem 2. und 5. I.-R. Metallklang von verschiedener Höhe in wechselnden Bezirken, Sukkussion auf 3 bis 4 m hörbar. Spitzenstoß nicht fühlbar, l. keine Herzfigur, dagegen r. vom Sternum. Dort sind auch die reinen Herztöne zu hören. Der Puls ist regelmäßig, mittelvoll, 52 bis 68. Die Magengegend ist eingesunken. Der Magen ist 65 bis 70 Minuten nach dem Probefrühstück leer. Die Leber reicht l. nicht so weit wie normal. Sonst o. B. — Wurde der Magen aufgebläht oder 1400 g Milch getrunken, so wurde die l. Thoraxhälfte weiter, die Atemnot, der Schweiß, die Angst nahmen zu. Die Regio epigastrica wurde nicht vorgewölbt. Beim Einblasen war das Geräusch am lautesten im 3. und 4. I.-R. Wurde sehr kaltes Wasser getrunken, so trat Kältegefühl in der mittleren

l. Brustgegend auf. Die Sonde konnte nur ganz allmählich eingeführt werden, am besten vom Patienten selbst. 54 bis 56 cm von der Zahnreihe trat äußerst heftiger Brechreiz und Cyanose auf. Nach 12stündigem Fasten wurde ein hoher Einlauf gemacht. 1 bis 2 Minuten nachher hörte man in der l. Brusthälfte Rieseln und Gurren, und der Kranke hatte das Gefühl, als ob er getrunken hätte. — Im Röntgenbilde sah man zeitweise eine scharfe nach oben gewölbte Bogenlinie in der l. Brusthälfte, darunter einen hellen Raum. Bei der Gastrodiaphanie mit dem Einhornschen Apparat verschwand nach 27,5 cm das Licht dauernd. (Folglich muß der Magen zentral gelegen und von Netz und komprimierter Lunge umgeben sein.)

4. Der nun folgende Fall Doering ist die 1. klinisch beobachtete R. d.

Es handelt sich um einen 60jährigen Arbeiter, der angeblich stets gesund war, insbesondere nie Atembeschwerden gehabt hat. Er war auch Soldat und hat schwer arbeiten können. Seit 6 Wochen ist er krank; es quält ihn eine täglich sich steigernde Atemnot. Die Füße schwellen an, in den letzten Tagen auch die Bauchhaut. — Status: Kleiner, schwächlicher Mann, starke Cyanose. Thorax etwas faßförmig, symmetrisch. Atmung oberflächlich, vielleicht leichtes Zurückbleiben der Thoraxpartie l. unten, etwa vom Schulterblattwinkel nach abwärts. Von vorn ist kein Unterschied in der Atmung zu bemerken. Kein Litten. L. v. bis zum unteren Rand der 3. R. leicht gedämpfter Lungenschall, darunter laute Tymp. L. h. bis zum 4. B.-W.-Dorn Lungenschall mit leichter Tymp., darunter Schachtelton. R. keine wesentliche Änderung. R. im 4. I.-R. 1 Finger innerhalb der Mamillarlinie (M.-L.) ist Pulsation zu sehen. Herzdämpfung: l. ein Finger außerhalb vom l. Sternalrand, r. von der Ansatzstelle der 3. R. am Sternum aus über die Mamille schräg nach unten außen zur Knochenknorpelgrenze der 6. R. Nach unten liegt die Leberdämpfung. L. v. abgeschwächtes reines Vesiculäratmen, ebenso l. h. bis zum 4. B.-W., darunter lautes Gurren, Kollern, Plätschern. R. Atmen normal. Über der Pulsation dicht neben dem Sternum hört man 2 Töne, von denen der 2. stark akzentuiert ist. Puls klein, weich, 80. Sonst o. B. — Der Patient starb am 2. Tage im Kollaps. Die Sektion ergab folgendes: Die r. Zw.-Kuppe steht am unteren Rande der 6. R. L. biegt das Zw. unmittelbar am Lig. suspens. steil nach oben und bildet einen großen häutigen Sack. Dessen obere Kuppe steht vorn am oberen Rand der 3. R., hinten 2 Finger unter der Spin. scap. Herzgrenze l. am l. Sternalrand, der Zw.-Ausbuchtung anliegend. Die Herzspitze, vom r. Ventrikel gebildet, steht nach l. ziemlich genau in der Med.-L. am Ansatz der 6. R. Muskulatur des r. Ventrikels stark hypertrophisch, 1,5 cm dick, Ventrikel sehr groß. Muskulatur des l. Ventrikels 2 cm dick, Ventrikel sehr klein. Aorta o. B. Pulmonaläste für beide Lungen sehr weit. L. Lunge dreilappig, liegt im hinteren oberen Teil der Pleurahöhle. Keine Verwachsungen. Durchmesser vertikal 14 cm, frontal 12 cm, sagittal 6 cm. Oberlappen durchweg lufthaltig, an der Spitze Emphysem. Gewebe normal, keine Kompression. Mittellappen v. lufthaltig, h. fast luftleer, ziemlich starke Pigmentation, h. stellenweise schiefrig induriert. Keine Kompression oder Atelektase. Unterlappen oben lufthaltig, reichlich pigmentiert, stellenweise schiefrig induriert. Die unteren Teile ziemlich stark ödematös, aber weniger lufthaltig, keine Kompression. In der Zw.-Kuppe liegt ein Teil des Magens, ein Stück Kolon sowie ein großes Paket ziemlich stark gefüllter Darmschlingen. Leber klein, besonders der l. Lappen, sehr tiefe Trennungsfurche zwischen beiden Lappen. Die Leber ist deutlich von l. nach r. zusammengedrückt und weist auf ihrer Oberfläche 5 tiefe, fast senkrecht zu den Rippen stehende Furchen auf. Das Gewebe ist braunrot-atrophisch. Das Zw. war mit Peritoneum und Pleura lückenlos bekleidet, dazwischen lag eine lückenlose Schicht glänzend derben Bindegewebes, in das besonders nach den Ansatzstellen zu Muskelbündel eingelagert waren. Mikroskopisch bestand derselbe Befund. Reste von Muskelfasern waren in den unteren 2 Dritteln der Zw.-Höhe nachweisbar.

5. Der nächste Fall ist insofern von Bedeutung, als hier zum ersten Male die R. d. während des Lebens erkannt wurde, jedoch nicht infolge von Untersuchungen und Überlegungen, sondern durch eine durch die falsche Diagnose H. d. veranlaßte Operation. Allerdings war hier von einem Untersucher eine R. d. angenommen worden, auf Grund der klinischen Untersuchung ließ man aber diese Diagnose fallen

Der Kranke soll 4 mal Pleuritis gehabt haben. Mit 22 Jahren, im 3. Jahre seiner Militärzeit, hat er deswegen 3 bis 4 Monate im Lazarett gelegen und wurde dann entlassen, da er noch immer Zeichen von Brustfellentzündung darbot. Der Befund war damals dem später von Widenmann erhobenen sehr ähnlich. Insbesondere wird bemerkt, daß die Ärzte damals uneinig über die Lage des Spitzenstoßes waren. Im August 1891 bekam er plötzlich sehr heftiges Erbrechen, fast keine Nahrung blieb. Nach 6 tägigem Erbrechen wurde er ins Krankenhaus aufgenommen. Die Sondierung war nicht möglich. Im Sommer 1895 bekam der Kranke unvermittelt heftige Stiche l., dazu eine leichte Ohnmacht. Am 2. II. 1901 wurde dem nunmehr 48 jährigen Mann plötzlich sehr übel, er glaubte sich übergeben zu müssen. Auf einmal kam ihm ein dunkler Blutstrahl aus dem Munde, und er wurde in die Charité gebracht. Bei der Aufnahme hatte er, wie Widenmann berichtet, nur ein stechendes, ziehendes Gefühl in der l. Brustseite, atmete ruhig und langsam, hatte weder Husten noch Auswurf, aß bald mit Appetit. Der Puls war leicht beschleunigt. Thorax voll und kräftig gebaut, l. o. v. stärker als r. vorgewölbt, l. unten leicht eingefallen, dort geringes Zurückbleiben, sonst gute Ausdehnung (88 bis 93,5 cm, davon 3 cm r., 2,5 cm l.). Umfangsdifferenz 0,5 bis 1,5 cm r. mehr als l. Epigastrium l. etwas mehr eingesunken als r. R. Lunge o. B. L. vorn bis zur 2. R. Lungenschall, bis zur 4. R. Übergang in sonore Tymp. Hinten l. voller Schall, nimmt nach unten Paukenton an, lateral vom Angulus scap. hochtymp. Schall. Neben der Wirbelsäule vom 9. B.-W.-Dorn Dämpfung, die bogenförmig zur oberen Milzgrenze abfällt. Die Atmung ist vesiculär, l. o. bis zur 3. R. schwach, bis zur 5. R. nur Andeutung, hinten bis zum Ang. scap. ziemlich gut, aber leiser als r. In der Dämpfung hinten unten ganz feines, fernklingendes, unbestimmtes Atmen, in der Gegend des Ang. scap. öfters metallisch klingend. Vorn vom 3. I.-R., hinten von der Mitte der Fossa infraspinata ab Darmgeräusche und metallische Phänomene usw. Öfters besonders nach den Mahlzeiten Sukkussion. Die Stäbchenplessimeterperkussion ergibt keine deutlichen Grenzen des Hohlraums, nur am l. Skapularrand mitunter Metallklang. Herzdämpfung im Liegen: oberer Rand der 5. r. R. am Sternalansatz, r. Sternalrand, nach r. bogenförmig bis zur r. Parasternallinie. Sie ist sehr beweglich, beim Aufstehen reicht sie bis zum l. Sternalrand, bei l. Seitenlage 1½ Finger darüber hinaus, bei r. bis auf ein Finger an der r. M.-L. Herztöne am lautesten am r. Sternalrand. Magen o. B. 2. Schluckgeräusch fehlt gewöhnlich. Sonst o. B. Auch die hintere Dämpfung ist sehr veränderlich; in Knieellenbogenlage verschwindet sie. Da sie ganz unabhängig von der Nahrungsaufnahme ist, ist es wahrscheinlich der l. Leberlappen, der durch den Defekt getreten sein soll. Der Verfasser vermutet, daß in dem später zu besprechenden Fall Schneider das gleiche vorliegt. Bei Magenaufblähung wölbt sich das Epigastrium nie vor, doch steigt die Tymp. einen I.-R. höher, ebenso auch das Plätschergeräusch. Deshalb Vorstellung in der Klinik mit der Erklärung: Magen ganz in der Pleura, Schlitz im Zw. h. l. Auf allen in 3 Sitzungen aufgenommenen Röntgenbildern sieht man eine nach oben gewölbte Bogenlinie, die bis zum 2. bis 4. I.-R. emporsteigt. „In dem Binnenraum ragt ein teilweise zweischenkliger linienförmiger Schatten, welcher die Grenzlinie des vorderen und hinteren Raumes des nach oben geschlagenen Magens darstellen dürfte." Eine mit Pulverschrot und Zinkstaub gefüllte Sonde steigt bogenförmig an der Wirbelsäule bis zur l. Skapularlinie, schlägt sich dann im 10. I.-R. nach oben um und rollt sich auf. Bei der 2. Röntgendurchleuchtung sah man die Kuppel sich bewegen. Grunmach glaubte daher, eine R. d. vor sich zu haben. Der Patient wurde gebessert entlassen, fand aber im Juli 1902 wegen Blutbrechens, Appetitlosigkeit und Brustschmerzen l. Aufnahme ins Urbankrankenhaus. Der Befund ist nach Glaser im wesentlichen derselbe, nur wäre vielleicht zu erwähnen, daß die Stäbchenplessimeterperkussion an der tymp. Stelle positiv ist. Der Pectoralfremitus ist h. und v. abgeschwächt. Beim Aufblähen des Magens wölbt sich das Epigastrium l. vor, doch nicht so stark wie sonst. Beim Trinken wurde die Tymp. kleiner. Das Littensche Phänomen fehlt l. Die Röntgenaufnahme zeigt wieder die typische Bogenlinie. Glaser glaubte, daß der Magen mit der großen Kurvatur nach o. verlagert sei und sich zipfelförmig nach unten verjünge. Obwohl vom 2. IV. bis zum 13. VIII. kein Erbrechen mehr auftrat, wurde doch Incarceration einer H. d.

angenommen, und Körte wollte daher den Magen reponieren und den Schlitz im Zw. nähen. Die Operation fand am 16. VIII. statt und verlief folgendermaßen: Schnitt in der Linea alba vom Schwertfortsatz bis zum Nabel. Eröffnung der Bauchhöhle. Unter pfeifendem Geräusch tritt beim Atmen Luft ein und aus. Magen ungewöhnlich hoch. L. Zw.-Kuppe voller Darmschlingen, die mit Gazekompressen nach oben gehalten werden. Durch Zug am Colon transversum kommt der Magen in Sicht; er ist normal. Das Duodenum liegt r. von der Wirbelsäule. Mehrmaliges genaues Abtasten der l. Zw.-Hälfte, die ungewöhnlich hoch steht. Die Hand kommt bis zur Mamille. Magen sehr steil, große Kurvatur l. unten. Magen oben fixiert, läßt sich nur wenig herabziehen. Milz sehr hoch oben. Keine Öffnung im Zw. Der l. Leberlappen ist sehr klein; er überragt kaum den Mittellappen. Das Lig. suspens. liegt ungefähr in der Parasternallinie. Herz zu fühlen. Ausspülung mit heißem Wasser. Naht. Gute Heilung. Die Beschwerden sind angeblich gebessert. — Der Kranke starb bald danach an Zungenkrebs und wurde seziert. Dabei fand sich, daß die l. Zw.-Kuppe beinahe den unteren Rand der 3. R. erreichte; die r. stand an der 5. R. Das l. Hypochondrium war stark erweitert, der Magen oben fixiert, abnorm hoch. Außer ihm waren dort noch Dünndarmschlingen. Bei der Aufblähung nahm der Magen fast ¾ des ganzen l. Brustkorbs ein. Das Zw. stand dabei an der 2. R. Das Herz lag zwischen dem l. Sternalrand und der r. M.-L. Beide vorderen Lungenränder waren gebläht und berührten die Med.-L. Der l. sichtbare Teil gehört dem Oberlappen; der Unterlappen ist nach oben verschoben, etwas kollabiert und ohne Verwachsungen, während die r. Lunge miteinander und der Pleura verwachsen war. Die l. Zw.-Kuppe war sehr schlaff und völlig häutig, so daß die Darmschlingen durchschienen. — Am 3. XI. 1902 sprachen Fränkel und Benda über den Fall im Verein für innere Medizin. Benda zeigte auch die Präparate. Die Muskulatur der l. Seite ist vollkommen angelegt, nur weiß, bloß das l. Crus mediale, das den Hiatus aorticus umkreist, ist rot, während das r. weiß ist. Mikroskopisch fand man an Stelle der Muskelfasern parallele Stränge von runden Fettzellen. Der l. Nerv. phrenicus hatte ganz wenig verschmälerte Fasern, die aber einen Deckmantel hatten. Er war sonst, wie auch sein Kern, völlig normal. Die anatomische Diagnose lautete also: lipomatöse Pseudohypertrophie, wonach also eine idiopathische Muskelerkrankung vorgelegen haben soll.

6. Wenn wir die Zeit der richtigen Diagnosenstellung als maßgebend für die Reihenfolge betrachten, so müssen wir uns jetzt mit dem Fall Schneider beschäftigen. Es ist dies der interessanteste und bekannteste Fall von R. d., und zwar deswegen, weil der Patient überall herumgereist und von einem Krankenhaus zum andern gewandert ist, um seine Anomalie zu zeigen. Infolgedessen finden wir in der Literatur ziemlich reichlich Mitteilungen über ihn, und gerade die Stellung der einzelnen Autoren bzw. Redner zur Diagnose R. d. oder H. d. ist das Interessante.

Er litt schon seit früher Kindheit an Magenbeschwerden, besonders nach dem Essen. Als 12 jähriges Kind wurde er von Volkmann untersucht und als Dextrokardie aufgefaßt. Zum erstenmal erwähnt wird er bei Becker im Jahre 1891. Dieser bemerkte folgendes: Der 25 jährige Friedrich Schneider war vom 14. bis 20. Jahr Kellner, dann Hausbursche. Wegen eines Leistenbruches, den er mit 20 Jahren durch Heben erworben haben will, wurde er nicht Soldat. Er verrichtete meist schwere Arbeit. Starker Potus. 1890 war er 2mal im Krankenhaus wegen Stechens in der l. Seite, Appetitlosigkeit, Schüttelfrost, Husten. Der Verfasser stellt nachträglich die Diagnose: trockene Pleuritis (da keine Residuen vorhanden sind und neben guter Verschieblichkeit normales Atemgeräusch besteht). Am 4. XI. 1890 wurde folgender Befund erhoben: Kräftiger Mann ohne Ödem; keine Cyanose. Thorax gut gewölbt, breit, symmetrisch, Umfang 97,8 bis 92 cm. Atmung costo-abdominal, nicht beschleunigt. Beide Thoraxhälften atmen gleichmäßig. Die Herzdämpfung liegt r. Sie schneidet nach l. genau mit dem r. Sternalrand ab, reicht nach r. bis zur M.-L., nach oben an der Sternallinie bis zur 4. R. (relativ bis zur 3.), in der Parasternallinie bis zur 5., bzw. 4. R. Bei linker Seitenlage rückt die Herzdämpfung 5 cm nach l., bei r. Seitenlage etwas nach r. Sonst besteht ziemlich normaler Lungenschall. Die unteren Grenzen verschieben sich in Rückenlage um 3,5 bis 4 cm, sie stehen in der l. M.-L. im 6. I.-R., doch ist die Abgrenzung unsicher, in der mittleren

Ax.-L. am unteren Rande der 8. R., in der l. Sternallinie am Ansatz des 8. Rippenknorpels. Bei tiefer Inspiration schiebt sich die Lunge allseitig über die Herzdämpfung. Die Auscultation ergibt überall vesiculäres Inspirium und unbestimmtes Exspirium, l. v. schwächer als r. L. v. unten und in der Achsel lautes pleuritisches Reiben. Im 4. r. I.-R. ziemlich diffuse, aber deutliche Pulsation nach außen bis zur M.-L. Die vollkommen reinen Herztöne sind am deutlichsten über der Pulsation, schwächer auch l. zu hören. 2. Ton r. vom Sternum entschieden lauter als l. Das Abdomen ist weich nirgends schmerzhaft. Die Leber ist nicht fühlbar, ihre Dämpfung reicht ½ cm unter den R.-B. Die Milzdämpfung ist wenig vergrößert, etwa 11,5:9 cm und reicht nach vorn bis zur mittleren Ax.-L. — Die Arbeit enthält eine Abbildung der Dämpfungsfiguren, wobei auch der Magen aufgezeichnet ist, der nach reichlicher Flüssigkeitsaufnahme bis fast zum Nabel reicht. Die Diagnose lautete: angeborene Dexiokardie.

In der Folgezeit wurde Schneider wegen seiner, gar keiner Besserung zugänglichen Leiden bald als Neurastheniker, bald als Simulant aufgefaßt, ein Schicksal, das er mit manchem anderen Leidensgenossen, so z. B. dem Kranken Leichtensterns, geteilt haben mag. Am 7. IV. 1900 erlitt er einen sehr heftigen Schmerzanfall und wurde am 16. IV. in die Leipziger medizinische Klinik (Hirsch) wegen Pneumothorax aufgenommen. Er fühlte sich relativ wohl, hatte auch ke ne Atemnot. Der Thorax war oben etwas abgeflacht, l. etwas stärker gewölbt und schleppte dort nach. L. war nur bis zur 4. R. voller Lungenschall, nach unten zu immer mehr tympanitisch. Schallwechsel bestand nicht. Hinten reichte der Lungenschall auf der l. Seite nur bis zum Angul. scap., darunter war er verkürzt mit leicht tymp. Beiklang. Vorn und hinten war die Abgrenzung gegen den Magen nicht möglich. Der Stimmfremitus war r. normal, l. war er vorn nur bis zur 4. R. zu fühlen. Die Auscultation ergab auf der r. Seite normale Verhältnisse, l. oben etwas verschärftes, im Gebiet der Tymp. abgeschwächtes Atmen, zeitweise jedoch metallisch klingend, und auch klingende Geräusche, die nicht synchron mit der Atmung auftraten. Dazwischen hörte man Darmgeräusche. Die Stäbchenplessimeterperkussion ergab Metallklang. Succussio Hippocratis bestand nicht. Der Herzbefund ist ungefähr der gleiche wie bei Becker, doch wird von einer Verschiebung bei Lagewechsel nichts erwähnt. Die Milzdämpfung ist nach oben scheinbar um 3 Finger verbreitert. Sonst ist außer einer doppelseitigen Leistenhernie nichts erwähnenswert. — Der Hohlraum in der l. Brustseite war von wechselnder Größe. Nach dem Essen bestand stärkeres Druckgefühl. Bei Aufblähung durch Lufteinblasung, die man auf der l. Seite hören konnte, erweiterte sich die l. Brusthälfte, während die normale Magengegend nicht aufgebläht wurde. Nach Wassertrinken ist Plätschern und Succussio Hippocratis vorhanden. Die durch das Wasser bedingte Dämpfung ist entsprechend der Körperstellung wechselnd, täuschte auch die Milzverbreiterung vor. Bei der Durchleuchtung sah man, daß der Magen vorn bis fast zur 2. R., h. bis zur Mitte der Scapula reichte. Eine mit Quecksilber gefüllte Magensonde stieg, nachdem sie die Kardia passiert hatte, steil nach oben und kehrte dann in die Nähe der 1. Wendung zurück. Die Diagnose war H. d., und zwar sollten Kardia und Pylorus in der Bruchpforte liegen, und durch die Knickung des Magens Incarcerationserscheinungen bedingt werden.

Dann finden wir eine Bemerkung über Schneider in einem Vereinsbericht aus dem Jahre 1904, wo Naunyn über den Fall sprach. Er hielt eine R. d. nicht für ausgeschlossen, leider sind aber in der kurzen Notiz seine Gedankengänge nur sehr unklar angedeutet.

1905 wurde die richtige Diagnose R. d. gestellt, und zwar in Marburg von Hildebrand und Heß. Maßgebend für sie waren der starke Wechsel der physikalischen Symptome, der eine enge Bruchpforte unwahrscheinlich macht, ferner die Druckverhältnisse im Magen während der Atmung, auf die später genauer eingegangen werden soll; dann die Röntgenuntersuchung. Dabei sah man das Herz nach r. verlagert, die r. Zw.-Kuppe an der 6. R. stehen, l. ragte ein scharfer, bogenförmiger, von der Brustwand nach dem Mediastinum verlaufender und nach unten offener Schatten bis zur 2. R. Darunter lag ein Hohlraum, unter dem wiederum gitterförmige Schatten, die Darmwandungen, sich befanden, die ohne scharfe Grenzen in den Bauchschatten übergingen. Die Durchleuchtungsbilder wechselten stark. — Weiterhin die Beobachtung, daß sich die Bogenlinie bei der Inspiration anfangs leicht hob, dann aber gleichzeitig mit der r. Kuppe herabstieg. Auch sahen die Beobachter keine Formveränderung des Bogenschattens bei peristaltischen Bewegungen des Magens oder Darms.

Es begann nun der Kampf um die Richtigkeit der Diagnose R. d. Schneider wurde überall nachuntersucht und bekam infolge der vielen Durchleuchtungen ein großes Röntgengeschwür am Rücken. Es zeigte sich nun, daß die meisten Kliniker Hildebrand und Heß Folgschaft leisteten, so Stauder, Jamin, Determann, Winternitz, Günther, Beltz. Dagegen sprach sich Lotze aus, der den „einwandfreien" Beweis für die H. d. brachte. Skeptisch war Wieting, der sich zwar weder für R. d. noch für H. d. festlegte, aber die Hildebrand-Heßschen Beweisgründe nicht für schlagend hielt. Auch Winternitz zweifelte an seiner Diagnose, nachdem sich der Fall Lotze durch die Sektion als H. d. erwies. Die Ansichten der einzelnen Autoren sollen später, sofern sie von Wichtigkeit sind, noch genauer betrachtet werden.

Somit war bis zum Jahre 1912 die Diagnose R. d. zwar von der Mehrzahl der Kliniker, aber nicht von allen, besonders nach einer Privatmitteilung von Herrn Professor Heß nicht von Hirsch anerkannt worden. Da starb Schneider, und seine Leiche wurde im August 1912 der Jenenser Anatomie überwiesen. Dort wurde sie unter Leitung von Eggeling von stud. med. Kurt Herrmann präpariert. Über das Ergebnis berichtet Eggeling sehr ausführlich. Wir wollen uns mit der Feststellung begnügen, daß tatsächlich eine R. d. vorlag. Die r. Zw.-Kuppe stand am unteren Rand der 4. R., die l. am Unterrand der 2. R. Die l. Zw.-Hälfte war sehr dünn, wies jedoch mit Ausnahme des Centrum tendineum deutliche Muskelfasern auf. Der vertebrale Ursprung war sehr stark ausgebildet. Die den Rand des Hiatus oesophageus, auch den Rand des Foramen quadrilaterum umfassenden Muskelmassen springen mit scharfem Rand, entfernt vergleichbar der Falx cerebri, in der Bauchhöhle vor. Genau bis zu dieser Muskelleiste reichte der stark verkleinerte l. Leberlappen. Der Magen war um die am 12. B.-W. stehende Kardia um 180^0 gedreht, so daß die vordere Wand h., die hintere v. lag. Der Fundus stand ganz tief und berührte die Verbindungslinie der tiefsten Punkte der Rippenbögen, die Pars pylorica reichte bis zum 2. I.-R. Das Duodenum kreuzte die Kardia (vor ihr). Das Omentum majus war ganz kurz, die größte Breite betrug 4 bis 5 cm. Ein Teil des Colon transv. lag vor der großen Kurvatur und begleitete sie nach oben. Die Flexura lienalis befand sich in der Ax.-L. an der 5. bis 6. R. Die Herzspitze war nach r. abgedrängt. Die Lungen waren nicht verwachsen und nicht komprimiert. Es bestanden beträchtliche Abweichungen vom normalen Verhalten, indem die l. Lunge auch dreilappig war. Am auffälligsten war deren geringe Höhe sowie ihre entsprechende Verbreiterung nach r. unter Bildung eines schmalen, weit nach abwärts reichenden Lappens hinter dem unteren Teil des Corpus sterni. Eine Untersuchung der Nervi phrenici wurde nicht vorgenommen.

7. Gleich der nächste Fall ist auch seziert worden; aber hier erwies sich die beim Lebenden von Lotze gestellte Diagnose R. d. als irrig, es lag eine H. d. vor. Hier die näheren Angaben:

Ein 28jähriger Schriftsetzer wurde als Kind von einem Wagen geschleift, war dann aber stets leistungsfähig, diente auch 2 Jahre. Er sucht wegen schweren Diabetes die Klinik auf, hat keine Magendarmerscheinungen, sondern klagt nur über Schwäche. Es ist ein mittelgroßer, kachektischer Mann. Der Thorax ist flach, die Infra- und Supraclaviculargruben sowie die Intercostalräume stark eingesunken. Die Schulterblätter stehen stark ab. Beim Atmen ist ein ganz geringes Nachschleppen der l. Seite bemerkbar. Es besteht Dextrokardie, die Herztöne sind rein, der Puls ist von mittlerer Füllung und Spannung. Lungen r. normal, l. v. bis zur 3. R. sonorer Schall, von da ab lauter Darmschall, der nach r. nur wenig das Sternum überragt, nach l. die mittlere Ax.-L. an der 5. bis 6. R. schneidet und h. vom Angul. scap. abwärts zu finden ist. Im Bereich der Tymp. vorn gurrende Darmgeräusche, h. metallisch klingende Geräusche. Es besteht Stäbchenplessimeterphänomen und Succussio Hipp. Beim

Trinken hört man Schluckgeräusche unter dem Schulterblatt, dort besteht dann auch eine Dämpfung, die bei Lagewechsel verschwindet. Die Leber reicht 3 Finger unter den R.-B. und verläuft steil nach oben zu dem Schwertfortsatz. Die Röntgendurchleuchtung zeigt dorsoventral und ventrodorsal den Herzschatten 3 bis 4 Finger nach r. vom Sternum, nach l. geht er in einen andern Schatten über, der vom Herzen in Wellenbewegung versetzt wird. Die r. Zw.-Kuppe steht bei mittlerer Atmung an der 5. R. Links ist eine scharfe Bogenlinie zu sehen, die bis zur 3. R. reicht. Darüber ist Lungenzeichnung, darunter ein helles Feld, darunter wieder der schon oben beschriebene Schatten, dessen Bewegung durch Schütteln verstärktt werden kann. Die Hg-Sonde verläuft zuerst im Wirbelsäulenschatten, biegt dann im unteren Teil des Sternum scharf nach l. o. um, steigt bis zur 3. R. und rollt sich unter der Bogenlinie auf. Bei der Atmung bewegt sich diese zwischen dem 2. und 4. I.-R. Die Photographie zeigt entsprechende Verhältnisse.

Nach einiger Zeit starb der Patient im Koma, und die von Risel vorgenommene Sektion ergab eine H. d. In der Mitte der l. Zw.-Kuppe, an Stelle des Centrum tendineum befand sich ein länglich-runder, quergestellter Defekt von 9 cm Länge und 5,5 cm Breite, der medianwärts ins Foramen oesoph. übergeht. Der Magen, ein großer Teil des Colon transv. und das große Netz liegen in der l. Pleurahöhle, und zwar der Magen am meisten median. Darüber liegt die Lunge, die etwas kleiner als normal, weich und lufthaltig ist. Das Herz ist weit nach r. geschoben, rechter Ventrikel nicht hypertrophisch. Die abführende Schlinge des Colon desc. ist mit dem Rande der Bruchpforte verwachsen, ebenso die h. Magenwand. Die Kardia liegt medial ganz h., die Speiseröhre biegt nach oben um. Die Leber ist ziemlich groß, sie ist mehr hoch als breit, doch bestehen keine sonderlichen Deformitäten. Insbesondere ist der l. Leberlappen nicht verändert, nur ein schmaler (1 cm breiter, 3 cm langer) Rand ist im Defekt nach oben umgeschlagen. Deswegen sowie wegen mancherlei Verwachsungen und des Traumas wurde die Diagnose: geheilte traumatische Zw.-Hernie gestellt.

8. Es folgt nun der 1. der von Beltz veröffentlichten Fälle.

Es handelt sich um eine 54jährige Frau, die bereits 1874 14 Wochen an Pleuritis krank lag und wegen derselben Erkrankung am 18. X. 1906 das Krankenhaus aufsuchte. In der Zwischenzeit hatte sie häufig Stiche in der l. Seite, besonders seit 2 Jahren, auch Magenschmerzen und schmerzhaftes Kollern im Leibe. Erbrechen konnte sie nicht, trotzdem sie es manchmal gern mochte. Außerdem bestand Verstopfung und Herzklopfen bei schwerer Arbeit. Die Beschwerden waren sehr wechselnd. Sie will heruntergekommen sein. Besonders quälend ist ein Druck in der Magengegend, der nach l. oben hinaufzieht und nach dem Essen am stärksten ist. Morgens fühlt sich die Kranke am wohlsten, mag nichts zu sich nehmen, ißt aber trotzdem ziemlich reichlich. Sie ist infolge der ständigen Beschwerden recht nervös. Status: Mittelgroße, mäßig kräftige Frau. Thorax gut gebaut, dehnt sich gut und gleichmäßig aus. Respiratorische Verschieblichkeit besteht nur r. Links h. unten ist eine gut handbreite Dämpfung, die sich nach oben aufhellt. Dort ist das Atemgeräusch abgeschwächt bis aufgehoben, ebenso der Pectoralfremitus. An der oberen Grenze hört man mitunter feines Reiben. Der übrige Lungenbefund ist o. B. Bei tiefem Atmen entsteht ein mäßiger Hustenreiz. Kein Auswurf. Herzdämpfung: Linke M.-L., oberer Rand der 4. R., l. Sternalrand, 6. R., geht nach l. in gedämpften Lungenschall über. Spitzenstoß nicht zu fühlen. Leicht akzentuierter 2. Pulmonalton. Puls voll, weich, 72. Sonst o. B. Die Diagnose lautete Pleuritis sicca mit Schwielenbildung. Da trotz Bäderbehandlung usw. der Befund ziemlich gleich blieb, wurde eine Röntgendurchleuchtung vorgenommen, die folgendes ergab: 1. die schon öfter beschriebene Bogenlinie, die je nach der Atmung zwischen dem unteren Rand der 4. R. und dem 5. I.-R. stand. Der Herzschatten war normal; darunter große Gasblase, die nach Trinken von Selterswasser noch größer wurde und nach unten durch den Flüssigkeitsspiegel begrenzt wurde. Dabei leichte Verdrängung des Herzens nach r. Lungenzeichnung vollkommen normal. Bewegung der r. Zw.-Hälfte synchron mit der l. Bei Aufnahmen in l. Seitenlage reichte Flüssigkeitsspiegel und Wismutmahlzeit bis zur Bogenlinie. Die Erkrankung wurde daraufhin als R. d. angesprochen und die Patientin genauer beobachtet. Es bestanden keine metallischen Phänomene, keine Succussio. Litten war r. sehr deutlich, l. fehlte er Nur bei genauester Beobachtung sah man ein mäßiges Zurückbleiben der l. unteren Thoraxpartien. Bei strenger Diät und leichter hydriatischer Behandlung wurde die Kranke nach einigen Wochen gebessert entlassen. Bei einer Nachuntersuchung bestand derselbe Befund. Einige spätere schlimme Tage wurden durch Atemübungen erträglich gemacht.

9. Herz beschreibt 1907 folgenden Fall:

Ein 36 jähriger Arbeiter hatte nie Magendarmbeschwerden. Am Tage vor der Aufnahme bekam er plötzlich eine sich mehrmals wiederholende Magenblutung. Der letzte Stuhl soll schwarz gewesen sein. Potus. Status: Kräftiger Mann, zurzeit beträchtliche Anämie, schlecht gespannter, sehr frequenter Puls. Nach öfterem Erbrechen tritt allmählich Erholung ein. Der Thorax ist asymmetrisch, die l. Seite unten etwas flacher als die r. Es besteht mäßige Skoliose der Brustwirbelsäule mit der Konvexität nach l. Die l. Thoraxhälfte ist oben etwas stärker gewölbt, unten etwas schmäler als r. Ein Zurückbleiben ist nicht zu bemerken. Atmung oberflächlich, 22 mal, nicht dyspnoisch. Perkussion: l. Parasternallinie: bis zum oberen Rand der 6. R.; l. vordere Ax.-L.: bis zum oberen Rand der 5. R. heller Schall, darunter Tympanie. Die Herzdämpfung reicht vom l. Sternalrand bis 1 Finger innerhalb der r. Mamillarlinie. Hinten reicht die Tymp. bis zum 5. Brustwirbeldorn. Dort keine Verschieblichkeit. Links besteht abgeschwächtes Atmen, h. unten fehlt es ganz, dort ergibt die Stäbchenplessimeterperkussion Metallklang. Der Spitzenstoß fehlt. Die Töne sind über und r. vom unteren Brustbein deutlich. Überall hört man ein blasendes systolisches Geräusch, am lautesten im 2. r. I.-R. Bei r. Seitenlage rücken die Herzgrenzen 1 cm nach r., bei l. bleiben sie unverändert. Die Leber reicht 2 Finger unter den R.-B. Die Milzdämpfung ist sehr klein. Bei Magenaufblähung tritt das l. Epigastrium ein wenig stärker hervor, die Konturen des Magens sind aber nicht gut sehen. Die Tymp. steigt dabei bis zum oberen Rande der 4. R. Die Röntgendurchleuchtung zeigt den oberen Teil beider Lungenfelder normal. Hochstand der unteren l., Tiefstand der r. Lungenfeldgrenze. Differenz 10 cm. L. die bekannte Bogenlinie. Bei ruhiger Atmung l. keine merkliche, r. auffällig große Beweglichkeit; bei tiefer Atmung Bewegung l. um 1 cm, r. um 6 cm in gleicher Richtung. L. werden die ersten zwei Drittel rasch und stoßweise ausgeführt, das letzte Drittel langsam. Basale Lungengebiete r. heller als l., auch inspiratorische Aufhellung r. stärker. Herzschatten normal breit, weit nach r. verlagert, weder r. noch l. Spitze. Respiratorische Verschieblichkeit nach r. um 1 cm. Unter der Bogenlinie liegt die Pars cardiaca und die geblähte Flex. lienalis, durch Füllung mit schweren Ingesten erkannt. Die Grenze, „als dunkler, vertikaler Streif sichtbar", wird gleichsinnig und gleichweit (1 cm) wie das Herz respiratorisch nach unten r. verschoben. Die Bissen passieren glatt die Kardia. „Die in mittlerer Höhe und Breite des Abdomens gelegenen Gebilde, wie die Pars pylor. des Magens, machen inspiratorisch bis 3 cm große Exkursionen nach l. und ein wenig nach oben, ebenso die in den l. Seitenteilen des Abdomens gelegenen Organe". Daher lautete die Diagnose R. d.

10. Wir müssen nun den Fall Kienböck kurz betrachten, den zwar dieser für eine H. d., Arnsperger jedoch für eine R. d. hält.

Ein 54 jähriger Mann stürzte vor 6 Jahren auf die r. Seite, mußte dann wegen heftiger Schmerzen beim Atmen und bei Bewegungen 4 Wochen zu Bett liegen. Keine Hämoptoe. Inzwischen hatte er Nierenkoliken. Befund am 11. XI. 1905: Großer, kräftiger Mann: blaß, nicht cyanotisch. Atmung ruhig, symmetrisch, 24. Untere Lungengrenzen l. h. 3 Finger unter dem Angul. scap., wenig verschieblich. L. vorn voller Lungenschall, bald in Tymp. übergehend. Überall, auch über den Tymp. Stellen, vesiculäres Atmen. Die absolute Herzdämpfung reicht von 1 Finger r. vom r. Sternalrand bis 2 Finger außerhalb der r. M.-L., bei Rechtslagerung noch weiter nach hinten. Töne rechts, oben und unten rein, l. kaum hörbar. Abdomen schlaff; Leber und Milz o. B. Beiderseits Leistenhernie. Die Röntgenaufnahme zeigt einen medianen Schatten, der von den Sternoclaviculargelenken nach abwärts verläuft, mit seiner r. Grenze mitten durch das r. Thoraxfeld zieht, im oberen Teil ein helles Mittelband

(Trachea + Konkavität des Aortenbogens) hat. Die r. Grenze wurde vom r. Herzen, dem Herzohr und der Vena cava, die l. ziemlich gerade nach abwärts gehende vom Herzen + Wirbelsäule und dem Aortenbogen gebildet. Das l. Lungenfeld grenzt nach unten nirgends deutlich ab; die auch hier vorhandene Bogenlinie steigt bis zur 3. R. Darunter sieht man einige große, verzweigte Schattenherde. Die Durchleuchtung erweist die rechte untere Lungengrenze als gut verschieblich, ebenso die Bogenlinie mit den darunter befindlichen Schatten, doch nur geringer und später als r. Der Mittelschatten verschiebt sich nur nach abwärts, nicht nach der Seite. Eine Pulsation ist nicht zu sehen, auch nicht das l. Zw. (!) bei Durchleuchtungen in verschiedenen Richtungen.

11. Es möge nun der Fall Arnsperger folgen.

Es handelt sich um ein 20jähriges, tuberkulös belastetes Mädchen, das seit dem Winter 1906/07 öfters Herzklopfen bei geringen Anstrengungen bekam. Im Februar 1907 hatte sie Husten ohne Auswurf, im April 1907 Stechen l., in Anfällen besonders kurz nach dem Essen auftretend. Die Diagnose lautete Pleuritis. Im Frühjahr 1906 war sie 2½ m tief auf einen Holzhaufen gefallen und hatte 14 Tage lang l. leichte Schmerzen. Befund am 29. V. 1907: Kräftiges, gesund aussehendes Mädchen. Keine Dyspnoe, keine Cyanose. Thorax symmetrisch, geringes Nachschleppen l. Die Herzdämpfung reicht vom l. Sternalrand bis zur r. Parasternallinie, im Liegen noch weiter nach r. Vorn l. von der 3. R. ab, hinten von der Mitte der Scapula ab Tymp., wechselnd mit Dämpfung, sehr veränderlich. Die Herztöne sind rein, am stärksten über der Herzdämpfung. Über dem Tymp. hört man kein Atmen, nur metallische Geräusche, Gurren, Glucksen, besonders nach dem Essen und Trinken, dann beim Schütteln auch Plätschern. Abdomen o. B. Durchleuchtung: Herz und Mediastinalschatten nach r. gerückt, Herz in Mittelstellung. R. Lungenfeld etwas dunkel. L. Bogenlinie bis zur 2. R., darüber dunkleres, darunter auffallend helles Feld. „Von den seitlichen Partien der scharfen Bogenlinie geht eine noch stärker gekrümmte kurze Bogenlinie nach abwärts der l. Thoraxwand zu." Bei tiefer Inspiration macht die Bogenlinie zuerst einen ganz kleinen Ruck nach aufwärts oder bleibt stehen, dann steigt sie wenig ausgiebig nach abwärts. Bei der Exspiration gehen beide Zw.-Schatten nach oben. Beim Liegen macht die Bogenlinie geringe, nach dem Essen gar keine Bewegungen. Die Hg-Sonde geht fast bis zur Nabelhöhe herab. Bei Bi-Mahlzeit erscheint der Magen ziemlich längsgestellt von der 5. R. bis etwas über den Nabel. Darüber sehr helle Luftblase, darüber wieder dunklere Streifen, dann erst die Bogenlinie. Beim Liegen fällt das Wismut die Kuppe der Bogenlinie ganz aus. Der Schatten hat Magenform, doch liegt die kleine Kurvatur an Stelle der großen, und umgekehrt. Der Ösophagus biegt nach oben um, der Pylorus geht ganz links ab, nach unten r. sehend.

12. Mit demselben Recht wie die Fälle Struppler und Kienböck kann man auch den Fall Königer als R. d. ansehen, um so mehr, als nichts von einem Trauma erwähnt wird; auch ist das Röntgenbild in Arnspergers Röntgenbuch als R. d. wiedergegeben.

Eine 27jährige Schneiderin suchte am 28. II. 1908 wegen heftiger Schmerzen in der l. Brustseite, Atemnot und geringem Fieber (ohne Husten und Auswurf) die Klinik auf. Die Beschwerden bestanden seit 8 Tagen. Die Patientin war als Kind sehr wild, hatte nie Atem- oder Magenbeschwerden. 1905 hatte sie einige Wochen stechende Schmerzen in der l. Brustseite, die sich auf Brom und CO_2-Bäder besserten. 1906/07 hatte sie noch viel getanzt, frühestens seit dem Sommer 1907 hatte sie bisweilen leichtere Atembeschwerden, die sich aber allmählich steigerten und auch in der Ruhe auftraten, ebenso wie ein kurzer Schmerz an einer „fingerkopfgroßen" Stelle am l. R.-B. Mitunter verspürte sie starkes Herzklopfen „in der Mitte der Brust". Im Januar 1908 plötzlicher Ohnmachtsanfall beim Tanzen. Mitte Februar auf einmal sehr heftige Schmerzen am l. R.-B., die mehrere Tage anhielten, zugleich bildete sich eine Vorwölbung der l. unteren Brustgegend „wie ein zweiter Busen". Besserung auf kalte Umschläge, doch kann sie dort nicht den leisesten Druck vertragen. Der l. R.-B. und das l. Epigastrium waren vorgewölbt und druckschmerzhaft. Die linke Seite schleppte nach. Keine Atemnot in der Ruhe. Die l. h. untere Lungengrenze war 2 bis 3 cm höher als r., schlecht verschieblich. Der Schall in der darüber befindlichen Gegend war etwas tymp., aber nicht erheblich verändert, dagegen das Atemgeräusch auffällig abgeschwächt. Da die Temperatur 38,5 ° betrug, wurde die Diagnose Pleuritis gestellt. Dann wurde jedoch festgestellt, daß v. l. von der 2. R. ab nach unten helle Tymp. bestand, die ohne Grenze in den Magenschall überging. L. ist keine Herzdämpfung, dagegen zwischen dem 1. Sternalrand und 3 cm vom r. Sternalrand. Dort laute, reine Herztöne. Über der tymp. Stelle ist deutliches, jedoch abgeschwächtes Atmen zu hören. Bei Stäbchenplessimeterperkussion bisweilen metallische Phänomene, beim Schütteln Plätschern, nach vielem Trinken Dämpfung l. h. unten, beim Bücken verschwindend, dafür vorn. Die Durchleuchtung zeigt das Herz rechtsliegend, eine Handbreit höher als das r. Zw. eine Bogenlinie, darunter einen Hohlraum, der nach unten von einer Horizontalen begrenzt wird. Diese wurde gelegentlich vom Herzen aus in Wellenbewegung versetzt. Die scheinbare inspiratorische Senkung der Bogenlinie wurde durch die Hebung der Rippen vorgetäuscht, da sie bei orthodiagraphischer Aufzeichnung nicht festzustellen war. Die motorischen und chemischen Magenfunktionen waren normal. Eine Druckmessung war nicht möglich, da die Patientin krampfhafte Schmerzen und Würgreiz bekam, sobald die Sonde die Kardia passierte. — In der Klinik trat Besserung ein, doch waren zeitweise die Beschwerden sehr stark, besonders in nüchternem Zustade und nach reichlicher Nahrungsaufnahme. Beim Aufsein fühlte sich die Kranke wohler als im Bett, konnte nicht auf der l. Seite liegen, hatte auch bei starkem Heben des l. Arms Schmerzen am R.-B. Dies wurde alles als Zeichen für Zerrung und Knickung der Eingeweide angesehen und mit besonderer Berücksichtigung der Anamnese die Diagnose H. d. gestellt.

13. Es käme nun der 1. der von Otten und Schefold veröffentlichten Fälle.

Es handelt sich um einen 62 jährigen Landmann, der bis vor 6 Wochen gesund war, seitdem über viel Leibschmerz und Magendruck, besonders nach den Mahlzeiten klagt. Kein Erbrechen, Verstopfung. Vor 14 Tagen beim Schlucken eines Fleischbissens bleibt dieser am Schwertfortsatz stecken und geht erst nach langem Würgen in den Magen, einige Tage später ebenso ein Stück Brot. Der Arzt stellt 40 cm tief ein Hindernis fest und überweist den Kranken der Klinik wegen Carcinom. Status: Starrer, faßförmiger Thorax. L. Hälfte viel stärker gewölbt, besonders nach v. und l. vorgebuchtet, bleibt kaum merklich zurück. Keine Dyspnoe oder Cyanose. R. Emphysem. L. v. von der 3. R. ab reine Tymp., die sich im Sitzen bis zur 5., im Liegen bis zur 7. R. erstreckt; darunter Dämpfung mit tymp. Beiklang. Von der 4. R. ab vorn kein Atemgeräusch, nur ab und zu Gurren. Kein Fremitus. Hinten dasselbe vom 9. Brustwirbeldorn ab. Durch Stäbchenplessimeterperkussion lassen sich 2 Hohlräume abgrenzen, deren Grenze etwa in der M.-L. liegt. Die Herzdämpfung liegt zwischen dem l. Sternalrand und 3 cm vom r. Sternalrand, der Spitzenstoß im 5. I.-R. unmittelbar r. vom r. Sternalrand. Dort sind auch die reinen Herztöne am deutlichsten. Der Puls ist ziemlich schlecht gefüllt, regel- und gleichmäßig. Die Leber liegt 2 Finger unter dem R.-B., die Milzdämpfung ist sehr groß und reicht von der 8. bis zur 12. R. Die Sonde 14 passiert das Hindernis, am andern Tag auch ein gewöhnlicher Magenschlauch. Freie HCl fehlt, HCl-Defizit 20, Gesamtsäure 26, Lab, Pepsin und Milchsäure sind nicht vorhanden. Die Röntgenuntersuchung erweist Herz und Aorta als nach r. verlagert. L. ist nur der Vorhofsbogen sichtbar. Die r. Zw.-Kuppe steht an der 4. R., bewegt sich normal. L. sieht man eine bis zur 3. R. reichende Bogenlinie, darunter eine helle Zone. Diese setzt sich aus einem größeren medialen und mehreren kleineren lateralen Feldern zusammen. Der Schatten bewegt sich auch mit der Atmung. Eine Wismutsonde ragt aus dem Flüssigkeitsspiegel heraus und geht wieder nach abwärts. Die Verfasser nehmen eine R. d. an.

14. Von den nun folgenden 2 Fällen von Beltz ist der 1. besonders wichtig wegen der an ihm gemachten Röntgenbeobachtungen.

Ein 70 jähriger Arbeiter klagt über unbestimmte Magenbeschwerden und zeitweise stechende Schmerzen in der l. Brustseite. Schlechter Allgemeinzustand. Mehrtägige Beobachtungen ohne sicheres Ergebnis. Darum Durchleuchtung, bei der man eine Bogenlinie bis zur 4. R. sieht, darunter ist eine große, „annähernd runde" Stelle.

R. ist alles normal. L. sind normale Atembewegungen zu beobachten, die aber bedeutend kleiner als r. sind (bei tiefster Atmung höchstens eine I.-R.-Verschiebung). Herz nur wenig nach r. gedrängt, dagegen deutlich gehoben. Herzspitze nach l. o. verlagert. Die Bogenlinie ist noch innerhalb des Herzschattens bis zur Med.-L. zu verfolgen. Von ihrer Mitte zieht nach unten medial oder lateral eine 2. Bogenlinie, die den Bewegungen der oberen folgt, aber nicht immer trotz verschiedener Kunstgriffe zu sehen ist. Beim Trinken geht die Flüssigkeit lateral nur bis zu ihr und läßt noch eine etwa handbreite helle Zone frei. Als einmal die 2. Bogenlinie nicht zu sehen war, wurde der Magen aufgebläht. Sofort hob sich die Magenblase, wurde sehr schnell größer, wurde zur 2. Linie und verschmolz fast mit der ersten, die sich dabei wesentlich hob. Beim Herauslassen der Luft fiel sie zusammen, was die gleichen Beschwerden wie das Aufblasen machte. Bei angehaltenem Stuhl stand das Zw. höher. — Das Littensche Phänomen war r. sehr deutlich, l. fehlte es. Magenerweiterung oder motorische Insuffizienz lag nicht vor. Bei starker Blähung wurde die Sonde manchmal an der Kardia festgehalten, folglich bestand dort eine Abknickung. Diagnose: R. d.

15. Frau, gestorben an Pneumonie. L. h. unten konstante Dämpfung ohne Atemgeräusch. Mehrere vergebliche Punktionen. Bei der Sektion fand man eine Pneumonie des l. stark nach o. verdrängten Unterlappens. Das Zw. stand r. am 4. I.-R., l. am unteren Rand der 1. R., hatte kein Loch, sondern war von der Mitte an ausgebuchtet. Die Ansätze waren normal. Der Inhalt der Zw.-Ausbuchtung waren: Magen, Milz, großes Netz, Flex. lien. Herz nach r. gedrängt. Über und vor dem Herzen der l. Oberlappen, lufthaltig, teilweise komprimiert, teilweise gebläht, darüber zusammengedrängt der l. Unterlappen, die Spitze einnehmend. Die Herzspitze steht etwas höher als das r. Herzrohr. Der r. Phrenicus war normal, der l. in einer Pleuranarbe am Herzbeutel verwachsen und von dort nach oben nicht weiter verfolgbar.

16. Das Jahr 1911 bringt mehrere Veröffentlichungen. Zuerst ist die von Scholz zu erwähnen.

Es handelt sich um ein Neugeborenes, das bei den leisesten Anstrengungen außer Atem kam. Am 3. II. 1910 wurde es zum erstenmal in der Göttinger Kinderklinik untersucht. Es war ein kleines, zierliches Kind mit grauer, leicht cyanotischer Hautfarbe. Die Herzdämpfung liegt r., im Epigastrium besteht Pulsation. L. v. von der 3. R. ab tymp. Beiklang. Das Atemgeräusch ist dort abgeschwächt. L. h. keine deutliche Schalländerung; hier Knisterrasseln und abgeschwächtes Atmen. Bei der Durchleuchtung am 11. II. sieht man Herz und Mediastinum nach r. verschoben, in der l. Brusthöhle eine Bogenlinie, darunter eine große durchsichtige Blase mit unterer, horizontaler Begrenzung, die beim Schütteln in Wellenbewegung gerät. Die Bogenlinie bewegt sich nicht, das r. Zw. lebhaft. 13. II. Koinzidierend mit der Zw.-Bewegung sieht man die Bewegung des Flüssigkeitsspiegels des Magens. Eine Hg-Sonde steigt erst tief hinab in die Gegend des Leberschattens, um dann im Bogen von unten her in die helle Zone einzutreten. Im Juli und August schwerer Keuchhusten mit 2 Pneumonieanfällen, im September Erholung. Die l. Thoraxseite ist vorgewölbt, die Tymp. intensiver vorn von der 2. R. ab, auf der ganzen l. Seitenwand und h. von dem unteren Ende der Scapula ab. Über der Tymp. hört man kein Atmen mehr, auch oben ist es sehr leise. Das Allgemeinbefinden ist gut, die Atmung etwas beschleunigt. Es wurde die Diagnose H. d. gestellt. Heß, dem die Platte gezeigt wurde, deutete sie jedoch als R. d.

17. Wir wollen nun den 3. der von Theodor Becker veröffentlichten Fälle betrachten.

Ein 25jähriger Priester hat seit 7 bis 8 Jahren, vielleicht schon seit der Kindheit ein drückendes, volles Gefühl in der Magen- bzw. l. Brustgegend, das meist gleich nach dem 1. Bissen, namentlich aber nach der ganzen Mahlzeit auftritt. Seit 2 Jahren gesellt sich auch Herzklopfen dazu. Dasselbe tritt nach Laufen und körperlichen Anstrengungen ein. Er hat den Eindruck, daß der Magen zu groß sei. Nüchtern und in r. Seitenlage hat er keine Schmerzen, wohl aber in linker. Bei längerem Reden stellt sich Kurzatmigkeit ein. Kein Erbrechen. Stuhl regelmäßig, ohne Beschwerden.

Status: Mittelgroßer, schmächtiger Mann. Keine Cyanose oder Dyspnoe. Thoraxumfänge gleich, Atmung symmetrisch. Lungengrenzen r. h. unten am 11. Brustwirbeldorn, gut verschieblich, l. am 12., wenig verschieblich, darüber 2 Finger breite Tymp. Hier auch metallisch klingende Geräusche. Relative Herzdämpfung wenig nach r. verlagert. Über allen Klappen laute paukende Töne, an der Basis systolisches Geräusch, 2. Pulmonalton akzentuiert. Abdomen o. B. Durchleuchtung: Herzschatten median. L. Bogenlinie bis zum 4. I.-R. Respiratorische Verschieblichkeit normal gerichtet, aber gering. Bei starkem Exspirium hebt sich noch das r. Zw., wenn das l. schon feststeht. Bei Aufblähung des Magens hebt sich die Bogenlinie bis zum 3. I.-R., bei noch stärkerer Ausdehnung senkt sich die helle Blase nach unten bis zum Darmbeinkamm. Das Colon desc. liegt lateral vom Magen, ohne das Zw. zu berühren. Bei Riedermahlzeit erscheint der Magen in Angelhakenform, senkrecht gestellt, der caudale Pol in Nabelhöhe. Diagnose: R. d.

18. Es möge nun der Fall Appel folgen.

66jährige Frau, hat nie geboren, keine Trauma erlitten. Seit 2 Jahren Atemnot beim Gehen und Liegen. Vor 10 Wochen etwa traten Schmerzen im Genick auf, die allmählich stärker wurden und die ganze h. Brustseite einnahmen, der Magen erscheint oft wie aufgepumpt. Kein Husten, kein Erbrechen. Appetit gut, Stuhl regelmäßig. Status: Mäßiger Ernährungszustand, leichte Cyanose. Thorax faßförmig, die Oberschlüsselbein- und die Jugulargruben werden bei der Einatmung stark eingezogen. Die Herzdämpfung liegt r. und reicht bis zur vorderen Ax.-L. Nach reichlicher Nahrungsaufnahme tritt neben Cyanose h. l. zwischen dem 5. und 10. Brustwirbeldorn Schallverkürzung auf, doch ist der Perkussionsschall dort sehr wechselnd. In nüchternem Zustande ist dort Tymp. Dort kein Atmen, nur grobe Plätschergeräusche. Herztöne r. hörbar. Nach Aufblähung auch in der vorderen unteren Brust- und oberen Bauchgegend Tymp. Durchleuchtung: Herz nach r. verlagert und nach r. gedreht. Lungenfelder gleich hell. L. Bogenlinie bis zur 3. R., ohne deutliche respiratorische Bewegungen. Darunter Magenblase. Hg-Sonde biegt oberhalb des Nabels um und berührt fast die Bogenlinie l. unten. Bei einer 2. Durchleuchtung teilt sich die Bogenlinie nach l. in 2 Linien, von denen die untere sich stärker krümmt und etwa parallel der l. Körperwand verläuft. Bei l. Seitenlage legt sich der Wismutbrei im allgemeinen dieser 2. Linie an. Trotz dieser doch recht eindeutigen Erscheinungen wurde nur eine Wahrscheinlichkeitsdiagnose R. d. gestellt.

19. Es darf jetzt der Fall Franck Erwähnung finden:

Ein 73jähriger Mann leidet seit vielen Jahren an Verstopfung, die in der letzten Zeit hochgradig geworden ist; er hat aber keine Schmerzen. Es ist ein schlecht genährter Mann. Der Thorax macht geringe Bewegungen. Das Herz ist etwas nach r. verlagert. L. v. von der 3. R. ab Darmschall ohne Atemgeräusch. Peristaltik bis über die Brustwarze hörbar. Hinten ebenso von der 4. R. ab nach unten. Durchleuchtung: Bogenlinie bis zur 3. bis 4. R., bewegt sich synchron mit dem r. Zw. Darüber normale Lungenzeichnung, darunter verschiedene sehr helle Felder. Ein tief mediales großes Feld wird durch Hg-Sonde und Wismutfüllung als Magen erkannt. Die Beweglichkeit der Felder beim Atmen nimmt nach unten zu langsam ab, 3 cm unter der Bogenlinie ist sie gleich 0. Diagnose: R. d.

20. Als letzte aus dem Jahre 1911 mögen die 3 Fälle Eppingers genannt werden. Leider beschreibt der Verfasser sie nicht näher, sondern erwähnt nur, daß 2 seziert worden sind und daß einer, was besonders interessant ist, rechtsseitig ist.

21. Es kommen nun die beiden Fälle Scheidemandels.

Eine 21jährige Arbeiterin hatte als Kind Pneumonie. Jetzt klagt sie über Stiche zwischen den Schulterblättern, viel Husten und Auswurf. Keine Nachtschweiße, Atembeschwerden oder Herzklopfen, auch keine Magendarmstörungen. Status: graziler Bau. Thorax flach, l. Seite bleibt zurück. L. h. vom 5. Brustwirbeldorn ab Dämpfung und kaum hörbares Atmen. L. Spitze leicht gedämpft. Keine Verschieblichkeit der l. unteren Grenze. Herz nach r. verlagert, liegt zwischen der l. Parasternallinie und 1 Finger r. vom r. Sternalrand. Abdomen o. B. Durchleuchtung: L. statt der erwarteten Pleuraschwarte Bogenlinie bis zum unteren Rand der 4. R., die sich bei tiefer Atmung um mindestens 2 cm senkt. Darunter große Magenblase. L. davon sehr deutlich die kleine mit der Atmung verschiebliche Milz. Bronchial- und Gefäßzeichnung schneidet genau mit der „Zwerchfellinie" ab. Bei wiederholten Durchleuchtungen unveränderte Verhältnisse; ebenso nach Wismutmahlzeit. Durch Einziehen der Bauchdecken und Handkompression kann man das Wismut bis fast ans Zw. pressen. Herz klein, in Medianstellung. Nach Phrenicusreizung Contraction beiderseits. Diagnose: R. d.

22. 55 jähriger Polierer, der mit 36 Jahren Lungenspitzenkatarrh gehabt hat. Schmerzen in der l. Brustseite, Herzklopfen, Atem- und Schluckbeschwerden haben niemals bestanden. Status: Mittelkräftiger Mann. Thorax ziemlich starr, Trichterbrust angedeutet. Die l. Brustseite besonders vorn und seitlich stärker gewölbt, dehnt sich schlechter aus. Umfang l. 46/47 cm, r. 40/43 cm. Untere Lungengrenze l. h. am 9. bis 10. Brustwirbeldorn, nicht verschieblich. Beim Stehen ist seitlich Tymp. von der 5. R. ab, im Liegen bis hart an die Parasternallinie von der 4. R. ab. Dort kein Atemgeräusch. Herzdämpfung ziemlich normal; Töne rein. Puls beiderseits gleich stark, regelmäßig. Abdomen o. B. Kein Aufstoßen; Stuhl regelmäßig. Durchleuchtung: Herzschatten median. R. Zw.-Kuppe am unteren Rand der 6. R. L. Bogenlinie bis an den oberen Rand der 4. R., darüber deutliche Lungenzeichnung von dem gleichen Luftgehalt wie r., darunter Hohlraum. Auch bei tiefster Einatmung keine deutliche Bewegung. Nach CO_2-Aufblähung hebt sich die Linie bis in die Mitte zwischen 3. und 4. R. Lateral von der unteren Magenhälfte Luftblase der Flexura lienalis. Bei Phrenicusreizung Contraction nur der r. Hälfte.

23. Aus dem Jahre 1912 stammt dann nur noch die Beschreibung eines Falles von Malkow, der röntgenologisch sichergestellt sein soll. Leider war er mir nicht zugänglich.

24. Aus dem Jahre 1913 ist zunächst der Fall Motzfeld zu erwähnen. Über ihn hat bereits Höst im Jahre 1911 einen Aufsatz geschrieben. Es handelte sich damals um ein 41 jähriges Mädchen, das wegen Nephritis 1910 ins Krankenhaus gebracht wurde. Die klinische wie die Röntgenuntersuchung ergab eine Verlagerung des Herzens nach r. Leber und Magen lagen an normaler Stelle. Ob die übrigen Organe transponiert waren, konnte nicht bestimmt entschieden werden, doch wurde es durch Bronchoskopie wahrscheinlich gemacht, daß auch die Lungen normal waren, da der r. Bronchus wie sonst mehr vertikal abging als der linke. Die Diagnose lautete Dextrokardie. Dazu trägt Motzfeld nach, daß das Mädchen von Kindheit an an Herzklopfen, Kopfschmerzen und Erbrechen gelitten hat und leicht atemlos wurde. Auch soll ein auffallender Hochstand der l. Zw.-Hälfte diagnostiziert worden sein, eine Bemerkung, die mit der oben angeführten Stelle, daß der Magen normal gelegen sei, in Widerspruch steht. — Am 2. VII. 1912 starb das Mädchen an Urämie und wurde seziert. Dabei ergab sich folgendes: Das Zw. steht r. bis zum 4. I.-R. und sieht normal aus, l. reicht es bis zum 2. I.-R. und bildet einen großen, schlaffen Sack von grauweißer Farbe. Es ist hier sehnig, fascienähnlich, anscheinend ohne Muskulatur, nur etwa 1 mm dick und zeigt keine Defekte. Es inseriert in gewöhnlicher Weise. In dem Sack liegen gleich neben dem Herzen der stark erweiterte Magen und die Milz, außerdem der nach oben gezogene l. Leberlappen. Das Herz ist beträchtlich nach r. geschoben und zeigt eine bedeutende Hypertrophie, besonders des l. Ventrikels. Die r. Lunge zeigt außer einer Incisur für das Herz keine Anomalien, die l. ist nur halb so groß wie die r., besonders der untere Lappen ist sehr klein, enthält aber überall Luft und ist nirgends komprimiert. Die Phrenici haben normale Lage, der l. ist aber viel dünner und schlaffer als der r. Die mikroskopische Untersuchung der r. Zw.-Hälfte ergibt normalen Befund, l. sieht man zellarme, fibröse Streifen mit schmalen Fettschichten, manchmal nur eine Reihe Fettzellen, an den dickeren Stellen nur Fett, nirgends aber Muskelfasern. Der r. Phrenicus ist gleichfalls normal, der l. jedoch kaum ¼ so dick und scheint nur aus Bindegewebe ohne Nervenfasern zu bestehen.

25. Eine weitere Veröffentlichung stammt von Baetge, der gleich 3 Fälle beschreibt.

64 jähriger Mann, seit einiger Zeit Atembeschwerden und Herzklopfen. Status: Kachektisches Aussehen, Kyphoskoliose, Lungengrenzen wenig verschieblich. Sonorer Klopfschall, besonders links, überall deutliches Vesiculäratmen. Die Herzgrenzen

reichen 8,5 cm nach r., nach l. sind sie nicht abzugrenzen. Töne rein. Die Durchleuchtung zeigt ein stark nach r. verdrängtes Herz. Die l. Brustseite ist weiter als die r. und zur Hälfte von Magen und Darm ausgefüllt. Darüber gut sichtbare, etwas bewegliche Bogenlinie, von deren Mitte eine 2. sehr starke Linie nach unten geht. Diagnose: R. d.

26. 28jähriger Arbeiter, als Kind Rachitis und Pneumonie, mit 23 Jahren eine Magenerkrankung. Militärfrei wegen Brustdeformierung. Er kommt wegen Cholecystitis und Cholangitis. Der Lungenbefund ist normal bis auf eine leichte Schallverkürzung mit abgeschwächtem Atmen l. h. unten. Die Herzdämpfung ist nach r. verbreitert, l. wegen Magentymp. nicht deutlich abzugrenzen. Abdomen etwas gebläht, Leber 2 bis 3 Finger unter dem R.-B. Es wurde zunächst nur die Gallenblasenerkrankung diognostiziert, später nach einer Durchleuchtung auch Dextrokardie. Die Diagnose R. d. wurde erst durch das Elektrokardiogramm gestellt, das nicht wie bei Dextrocardia vera eine vollständige Umkehrung, sondern eine verhältnismäßig geringe Änderung aufwies.

27. 41 jähriger Mann, der schon von Kind an das Gefühl, der Brustkasten sei zu eng, nach geringen körperlichen Anstrengungen hatte. Trotzdem konnte er Radfahrten bis zu 50 km am Tage machen, hatte sich in der Ruhe immer wohl gefühlt. Er war nicht Soldat, hatte auch kein Trauma erlitten. Seit Ende November 1911 hat er auch in der Ruhe Beschwerden, nämlich Atemnot und Druckgefühl vom Magen zum Herzen hin. Der Arzt behandelte ihn 5 Wochen wegen Herzfett. Status: Kräftiger Mann, keine Atemnot, Cyanose oder Ödem. Keine Hernien. Brust breit, gut gewölbt, symmetrisch, atmet gleichmäßig, 91 bis 95 cm. Lungengrenzen h. r. und l. beim Inspirium am 10. bis 11. B.-W., beim Exspirium l. höher; Verschiebung r. 3 cm, l. 4 cm. Klopfschall l. v. bis zur 4. R. laut mit leicht tymp. Beiklang, darunter bis zum R.-B. Tymp. Befund jedoch veränderlich. Atemgeräusch leise, rein. Herzdämpfung zwischen Med.-L. und 10,5 cm r. davon. Töne leise, rein. Druck 200/130 mm. Puls regelmäßig, mittelkräftig; Abdomen o. B. Die spirometrische Vitalkapazität betrug 2,3 l. Die zuerst Dextrokardie lautende Diagnose wurde nach der Durchleuchtung in R. d. umgewandelt. Diese ergab Verlagerung des Herzens nach r., wahrscheinlich mit Drehung, l. sich deutlich bewegende Bogenlinie bis etwa zur 5. R. Kein paradoxes Atmen. Verschiedene Röntgenbilder bestätigen und erweitern den Befund. Eins zeigt eine 2., von der Mitte der l. ausgehende Bogenlinie. L. davon liegt ein helles, r. ein dunkles Feld. Der Ösophagus verläuft r. von der Wirbelsäule und geht in einem nach oben offenen Bogen in den Magen über. Durch Aufblähung tritt die Bogenlinie noch höher, das Herz noch weiter nach r., der Lungenschatten r. wird dichter.

28. Haase stellte in Wien einen Säugling mit R. d. vor, dessen Zw. bis zum Schlüsselbein reichte. Nach seiner Ansicht dürfte sich das Kind an diesen Zustand gewöhnen. Leider beschränken sich die Berichte über diesen wie über die beiden folgenden Fälle auf wenige Worte.

29. Krause stellte auf dem 9. Röntgenkongreß 2 Fälle von R. d. vor, bei deren einem eine Atrophie des Phrenicus gefunden wurde. Das Zw. war in einen schlaffen Sack verwandelt. Der eine Kranke hatte schwere Magenbeschwerden, Hyperacidität, Ulcussymptome, der behandelnde Arzt hatte an Dextrokardie gedacht. Auch die 2. Kranke hatte Herzbeschwerden, besonders nach Genuß CO_2-haltiger Getränke; während ihrer Schwangerschaft war sie durch Schlankheit aufgefallen.

30. Als letzte größere Beschreibung eines hierhin gehörigen Falles folge nun die von Reuß.

46jähriger Arbeiter, fiel am 9. III. 1912 1,5 m tief auf die l. Seite. Seitdem heftige Schmerzen l. Am Tage nach dem Unfall ging blutiger Urin ab. Ins Krankenhaus kam er wegen Herzbeschwerden und Atemnot. Bei angestrengter Arbeit wurden seine Lippen blau. Status: Kräftiger Mann; geringe Cyanose, geringe Dyspnoe beim Gehen. Brustkorb symmetrisch, l. Hälfte bleibt kaum merklich zurück. Mäßige Druckempfindlichkeit sämtlicher Rippen in der l. Ax.-L. Litten war weder r. noch l. zu sehen. Herzdämpfung nach r. bis 2 Finger lateral vom r. Sternalrand. Töne rein, Puls klein, unregel- und ungleichmäßig. L. h. vom 4. B.-W., seitlich von der

4. R. ab tymp. Beiklang mit abgeschwächtem Atmen und Pectoralfremitus. Ab und zu Plätschergeräusche, besonders beim Schütteln; beim Trinken gurgelnde Geräusche. Sonst o. B. Durchleuchtung: Herz nach r. verlagert und wahrscheinlich gedreht. L. 0,5 cm breite Bogenlinie bis zur 3. R., darüber normale Lungenzeichnung, darunter großer Hohlraum, dessen lateraler Teil zart gefeldert erscheint. Die Bogenlinie mit den darunter gelegenen Gebilden bewegt sich synchron und gleichsinnig mit der r. Zw.-Hälfte. Bei Phrenicusreizung sieht man r. und l., aber r. bedeutend stärker, eine blitzartige Zuckung. Bei Aufblähung verschwindet die als Darmschlingen gedeutete Felderung. Die Sonde machte einen ziemlich scharfen Knick nach oben. Es wurde ein „einseitiger Zw.-Hochstand" diagnostiziert und, was besonders interessant ist, in ursächlichen Zusammenhang mit dem Trauma gebracht.

31. Zum Schlusse sei es gestattet, über eine bei uns gemachte Beobachtung kurz zu berichten. Auch hier handelt es sich um einen Gutachtenfall.

Der 61jährige Arbeiter F. J. aus Schokken leidet an einer alten Lues, die ihn in einen Zustand hochgradiger Macies gebracht hat. Bei einer Größe von 1,50 m wiegt er 40,25 kg. Die Halsvenen sind stark gestaut. Die Gegend des l. Unterlappens ist tymp. gedämpft; man hört dort statt der Atmung Magendarmgeräusche. Der Puls ist dünn, kaum fühlbar, nicht beschleunigt. Die Herztöne sind rein. Sonst o. B. Das Röntgenbild zeigt folgendes: Das Herz ist nach r. gedrängt; seine laterale Grenze liegt etwa in der r. M.-L. Das r. Zw. steht an gewöhnlicher Stelle. L. sieht man eine etwa 0,5 cm breite Bogenlinie, deren höchster Punkt an der 3. bis 4. R. liegt. Das darüber befindliche Lungenfeld zeigt normale Hiluszeichnung und ist von der gleichen Helligkeit wie der r. Darunter liegt ein großer Hohlraum, der in seinen medialen Teilen mit Wismutbrei erfüllt ist, während die lateralen hell erscheinen, doch durch zarte Linien in eine Anzahl kleinerer Felder abgeteilt sind. Diese setzen sich etwa bis zur 12. R. fort und verlieren sich dann in den wechselnden Schatten der Därme. Auf Grund dieses Befundes wurde eine R. d. angenommen und die Erwerbsbeschränkung auf 90 Proz. geschätzt.

Wenn wir nun aus dem gegebenen Material Schlüsse ziehen und Lehren davontragen wollen, müssen wir vor allen Dingen feststellen, bei welchen der angeführten Fälle überhaupt die Diagnose R. d. zu Recht besteht. Denn daß es nicht leicht ist, eine H. d. auszuschließen, läßt die Lektüre der Krankengeschichten ohne weiteres erkennen, wenn man sieht, wie derselbe Fall bald als R. d., bald als H. d. angesprochen wird, und wie eine mit großem Scharfsinn gestellte Diagnose doch schließlich durch die Sektion umgestoßen wird.

Aber nicht nur die Unterscheidung der beiden erwähnten Krankheiten macht Schwierigkeiten, sondern manchmal auch schon die Erkennung der Verlagerung von Bauchorganen nach oben. Da wir fast überall Dämpfung und abgeschwächtes Atmen an Stellen, wo normalerweise Pleura liegt, finden, nimmt es nicht weiter wunder, wenn öfters bei der ersten Untersuchung und mitunter auch dauernd eine Pleuritis angenommen wird. Es mag dabei darauf hingewiesen werden, daß auch weniger hochgradige Empordrängung des Zw., wie sie bei Phrenicuslähmung vorkommt, zu derselben Fehldiagnose führen kann; 2 in der letzten Zeit von Saar und Kraus demonstrierte Fälle beweisen dies. Doch auch andere Irrtümer laufen unter: Pneumo- und Pyopneumothorax, Dextrokardie wegen der Herzverdrängung, „Herzfett" wegen der subjektiven Beschwerden, Ca. oesophagi infolge der erschwerten Sondeneinführung. Hoffmann macht darauf aufmerksam, daß die Magenblase oder rudimentäre Eventration in Anbetracht der dadurch hervorgerufenen Störungen des Allgemeinbefundes leicht als Hypochondrie, nervöses Herzklopfen u. dgl. aufgefaßt werden kann.

Doch wir wollen nun zur Diagnose zurückkehren. Daß ein größerer Hohlraum in der Brusthöhle vorhanden ist, ist an und für sich nicht schwer zu erkennen. Leichtenstern setzt fast alle Symptome in seiner vorzüglichen Arbeit so klar auseinander, daß man eigentlich nur auf diesen Aufsatz zu verweisen brauchte. Es sei dennoch gestattet, dies Gebiet mit wenigen Worten zu streifen.

Am auffälligsten ist natürlich die Änderung der perkutorischen und auscultatorischen Erscheinungen. Ein größerer oder kleinerer Teil der l. Brustwand weist Tympanie oder mit Tymp. vermischten Lungenschall auf. Ein anderer Teil ist gedämpft, und — sehr charakteristisch! — diese Dämpfung wechselt je nach Lage und Nahrungsaufnahme. Das Vesiculäratmen ist an diesen Stellen abgeschwächt oder aufgehoben, statt dessen nimmt man andere akustische Phänomene wahr, wie vor allem Darmgeräusche, die in verschiedener Weise als Gurren, Glucksen, Tropfenfallen usw. beschrieben werden. Hört man Atmen, so hat dieses einen metallischen Beiklang. Die Flüssigkeit im Magen plätschert beim Trinken und Schütteln des Patienten. Der Stimmfremitus fehlt l. unten. Um genauer nachzuweisen, daß der Magen einen Teil des Hohlraums bildet, kann man ihn durch die Sonde oder CO_2 aufblasen, dadurch breitet sich die Tymp. noch weiter aus, und man hört das Sausen der einströmenden Luft sowie beim Beklopfen einen tieferen Metallklang. Beim Herauslassen der Luft fällt die Höhlung wieder zusammen. Läßt man kaltes Wasser trinken, so spürt der Kranke die Kälte nicht im Epigastrium, sondern in der l. mittleren Brustgegend. Auch die Gastrodiaphanie ist zur Erkennung der Lage des Magens herangezogen worden, ist aber wohl von geringerer Bedeutung. Bei der Aufblähung dehnt sich zwar die l. Seite aus, wenig oder gar nicht aber das Epigastrium. Die l. Brustseite ist auch schon ohne künstliche Magenfüllung manchmal weiter als die r., ebenso können die Intercostalräume dort stärker vorgewölbt sein. Zur Abgrenzung der Hohlräume ist die Stäbchenplessimeterperkussion angewandt worden. — Natürlich wirkt die Verlagerung der Bauchorgane auch auf die Brusteingeweide ein. So ist das Herz so gut wie stets in verschieden starkem Grade nach r. verschoben und infolge der größeren Elastizität der Hohlräume ist die Herzdämpfung mitunter imstande, bei Lagewechsel der Schwerkraft zu folgen. Die Herztöne hört man gleichfalls mehr r. — Der Ösophagus muß in seinem untersten Teil eine Krümmung machen, um zu dem hochstehenden Magen zu gelangen. Infolgedessen klemmt sich die Schlundsonde unter Umständen ein und ruft heftigen Würgreiz und Atemnot hervor. Auch kann es zu dem interessanten von Leichtenstern beschriebenen Symptom der Dysphagia paradoxa kommen: große Bissen können leichter durch die Enge getrieben werden als kleine. Infolgedessen schlang der Patient Leichtensterns große Stücken herunter und trank sehr hastig. — Der Einfluß auf die Lunge ist geringer, als man erwarten sollte, ein Umstand, der uns noch bei der Erforschung der Ätiologie beschäftigen soll. Nicht häufig finden wir die Bemerkung, daß die l. Seite bei tiefer Atmung zurückbleibt. Daß aber eine Verringerung des Lungenvolums stattgefunden hat, zeigen spirometrische Messungen, die allerdings nur 2 mal angestellt worden sind. Dabei ergab sich statt der normalen Vitalkapazität von 3,5 bis 4 Liter eine solche von 2,3 Liter in einem Falle [Baetge 3 (27)*], während in dem Strupplerschen (3) zwar an sich normale Verhältnisse vorlagen, nach Trinken von 700 g Milch jedoch eine Verringerung von 500 bis 650 ccm eintrat. Schließlich ist noch bei einer Reihe von Veröffentlichungen auf das Littensche Phänomen geachtet worden. Wie ja nichts anders zu erwarten ist, fehlte es.

Eine differentialdiagnostische Bedeutung kommt allen diesen Zeichen nicht zu. Nach Struppler soll zwar bei Verwachsungen zwischen Lunge und Zw. das Littensche Symptom, wenn auch weniger deutlich, zu sehen sein, doch erscheint dies bei der R. d. wegen der Erschlaffung der Zw.-Muskulatur als ziemlich belanglos.

Die neueren elektrischen Untersuchungsmethoden, vor allem das Röntgenverfahren, lassen die Diagnose: Verlagerung von Bauchorganen nach oben, fast noch einfacher stellen. Man sieht das Herz in Mittelstellung oder Rechtslage und eine große, den unteren Teil des l. Lungenfeldes einnehmende Gasblase, die meist nach unten durch einen horizontalen Schatten abgegrenzt ist. Dieser Schatten ist Flüssigkeit, das erkennt man an seinen Bewegungen bei Lageveränderung und Schütteln; gelegentlich wird er durch die Herzaktion in regelmäßige Wellenbewegung gesetzt. Daß diese Gasblase zum größten Teil vom Magen gebildet wird, zeigt in einfachster Weise die Aufnahme von schattengebenden Speisen, ferner auch die Einführung einer Sonde, die namentlich in der ersten Zeit mit metallischen Stoffen, vor allem Hg, gefüllt wurde. Es mag hier erlaubt sein, auf einen interessanten Vortrag von Hoffmann vom Jahre 1905 hinzuweisen, in dem dieser die Lage der Sonde bei verschiedenen Magenformen behandelt. — Nach oben wird die Magenblase meist, bei R. d. immer, von einer bogenförmigen, nach unten offenen Linie begrenzt, die Mediastinum und l. Brustwand miteinander verbindet. Es handelt sich hierbei zunächst nicht darum, ob diese Linie Magenwand oder Zw. ist. Sie steigt in manchen Fällen bis zur Höhe der 2. R., während das Zw. normalerweise l. nur selten höher als an der 4. R. steht. — Der Magen schien einmal (bei Hirsch) geknickt zu sein. — Bezüglich der Lungenfelder erwähnt nur Herz, daß der l. untere Teil dunkler als der r. sei.

Die Elektrokardiographie hat nur Baetge verwandt, und sie wies ihn durch die verhältnismäßig geringe Änderung der Kurve darauf hin, daß nicht eine Dextrokardie, sondern nur eine Herzverdrängung vorlag. Wodurch diese bedingt war, ob durch R. d. oder H. d., ließ sich natürlich auch mittels dieser Methode nicht unterscheiden.

Doch wenden wir uns jetzt zur Besprechung der Differentialdiagnose. Es kommen dabei in erster Linie die H. d., weiterhin Gas-

---

*) Die in Klammern beigefügten Zahlen beziehen sich auf die Nummern der Fälle in der Kasuistik.

ansammlungen in der Pleura und unter dem Zw., sowie Erweiterungen des Ösophagus in Betracht. Die letztgenannten, die vielleicht sehr ähnliche akustische Phänomene erzeugen können, werden sich nur unschwer mittels der Röntgendurchleuchtung erkennen lassen. Bei einem in solcher Größe gewiß ungeheuer seltenen Ösophagusdivertikel würde man nebenbei noch den Magen sehen, und beim Pneumothorax zieht sich die Lunge nicht nur nach oben, sondern auch medianwärts zurück, d. h. man erblickt einen ziemlich dunkeln und sehr kleinen Lungenschatten, der unten und seitlich von einer Gasschicht umgeben ist. Wer die moderne Behandlung der Lungentuberkulose mit dem künstlichen Pneumothorax anwendet, wird gewiß schon öfters solche Bilder gesehen haben. Größere Schwierigkeiten macht schon der Gasabsceß, der sehr ähnliche Erscheinungen hervorrufen kann. Aber außer den schweren klinischen Symptomen wird hier vor allem das Ergebnis der Probepunktion den rechten Weg weisen.

Recht schwer ist es, wie wir ja schon wissen, die Unterscheidung der R. d. von der H. d., so schwer, daß einige Autoren sie für unmöglich halten. Das ist sie jedoch nicht. Verschiedene geistreiche Methoden sind ersonnen worden, um festzustellen, ob sich die papierdünne Haut des degenerierten Zw. über den Magen spannt oder nicht. Manche greifen in Anbetracht der sich türmenden Schwierigkeiten auf die Anamnese zurück und suchen dort vor allem nach einem Trauma. Nun ist doch ohne weiteres klar, daß ein Kranker mit R. d. auch einmal ein Trauma erlitten haben kann, andererseits gibt es kongenitale Zw.-Hernien. Schließlich kann eine angeborene Zw.-Hernie in der Kindheit symptomlos verlaufen, während des Wachstums aber oder noch später anfangen, Beschwerden zu machen. Das würde erst recht eine R. d. vortäuschen. Also dieses Merkmal fällt ohne weiteres in sich zusammen. Ferner ist der starke und schnelle Wechsel der physikalischen Symptome zur Diagnose herangezogen worden in der Erwägung, daß bei enger Bruchpforte eine größere Beweglichkeit der durchgetretenen Organe und ihres Inhalts unwahrscheinlich erscheint. Doch auch dies ist von geringerer Bedeutung, da Hernien vorkommen, bei denen nur ganz spärliche Reste des Zw. übrig geblieben sind, die Bruchpforte also fast überall die Brustwand berührt. Auch weist Wieting ausdrücklich auf einen durch Operation geheilten Fall von H. d. hin, der dasselbe Zeichen darbot. — Dann haben Hildebrand und Heß die Messung des Mageninnendrucks benutzt. Liegt der Magen im Abdomen, so muß bei der Einatmung der Druck in ihm steigen, bei der Ausatmung fallen. Befindet er sich dagegen im Brustraum, so muß er den Gesetzen der Lungenatmung folgen. Stillschweigende Voraussetzung ist hierbei, daß er nicht selbsttätig seinen Innendruck etwa durch Contraction ändert, und daß er im Falle der Hernie ziemlich fest an das Zw. fixiert ist. Die aufgenommene Kurve zeigt nun zum Beginn der Inspiration einen Druckabfall, der durch die Hebung der Rippen bedingt ist, gefolgt von einem stärkeren Anstieg, erzeugt durch den Druck des tiefer tretenden Zw. Bei der Ausatmung geht das Spiel in umgekehrter Reihenfolge vor sich. Der Magen muß also unter dem Zw. liegen. Gegen diese Beweisführung sind jedoch eine Anzahl Einwände gemacht worden. Zunächst soll dasselbe eintreten, wenn bei einer Hernie ein Teil des Zw. unter dem Magen liegt, sich bei der Inspiration nach oben contrahiert und den Magen gewissermaßen zusammenquetscht. Sollte der schwer denkbare Fall einer solchen Verlagerung eines Zw.-Teils eintreten, so wäre damit eine so weite Bruchpforte gewährleistet, daß der Magen nur gedreht würde und sich die Druckunterschiede im Abdomen und Brustraum augenblicklich ausgleichen müßten. Außerdem müßte der Magen sehr weit nach unten reichen, um dem tief ansetzenden Zw. die nötige Straffheit zu geben, könnte also nicht wesentlich nach oben verlagert sein, wieder eine Unwahrscheinlichkeit mehr. — Dann glauben aber Wieting und Ladebeck an normale Druckverhältnisse bei H. d., gleich, ob die l. Lunge mitatmet oder nicht, besonders wenn Verwachsungen bestehen. Der Grund soll die Kommunikation mit der Bauchhöhle sein. Das läßt sich doch nur so verstehen, daß durch den Pylorus ein ständiger Druckausgleich stattfinden müsse. Zu diesem Zwecke aber müßte er doch ständig geöffnet sein, was aber bekanntermaßen nicht der Fall ist. Oder durch die Bruchpforte müßten bei jedem Atemzuge nicht unbedeutende (nach der Vitalkapazität abschätzbare) Darmteile ein- und austreten, was wohl als ausgeschlossen gelten darf. Nun kommt aber Th. Becker mit einer Beobachtung, die seiner Meinung nach die Ergebnisse der Magendruckmessung nur mit Vorsicht verwerten läßt. Er hat zwar keine direkten Druckmessungen ausgeführt, sondern benutzt den Stand der Wismutflüssigkeitssäule im Magen als Manometer. Doch da ist schon ein Irrtum. Wenn wir eine elastische Gummiblase nehmen, die z. T. mit Flüssigkeit erfüllt ist, und lassen einen von allen Seiten gleichmäßigen Druck auf sie einwirken, so wird sie sich verkleinern, und zwar wird, da das Gas bedeutend stärker zusammengepreßt wird als die Flüssigkeit, diese einen Teil des Gasraums einnehmen, ein Teil des Gases wird absorbiert, der Flüssigkeitsspiegel steigt. Der bei der normalen Atmung vorkommende Druck ist aber sehr gering, nur wenige Millimeter Hg hoch, und sicher noch geringer bei so schweren Störungen, wie es die R. d. und H. d. darstellen. Eine wesentliche Erhöhung des Flüssigkeitsspiegels durch allgemeinen Druck wird also nicht stattfinden. Ganz anders aber, wenn wir die Gummiblase von oben nach unten ausziehen; ohne daß dabei eine nennenswerte Druckänderung im Innern stattfindet. Dann verengert sich ihr Querdurchmesser, und die Höhe der Flüssigkeitssäule steigt erheblich; umgekehrt wird eine Verkleinerung beim vertikalen Zusammendrücken stattfinden. Doch wenden wir uns wieder zu den Ausführungen Beckers. In einem Fall von H. d. zeigte sich orthodiagraphisch eine paradoxe Beweglichkeit der l. Grenzlinie. Während das r. Zw. bei tiefer Inspiration sich senkte, hob sich l. die obere Begrenzung der Gasblase, der phrenicocostale Winkel, der Flüssigkeitsspiegel im Magen und ein Bi-Skybalon in der l. Kolonflexur. Das Herz rückte dabei ein wenig nach l. Bei starker Exspiration gingen die Grenzlinien zunächst in die Grundstellung zurück, dann aber hoben sich die Gebilde auf beiden Seiten, und zwar l. später als r. Rein äußerlich betrachtet, liegen hier also dieselben Druckschwankungen wie bei Hildebrand-Heß vor, wenn man die Bewegungen der Bi-Säule als Manometer gelten läßt. Aber wie schon oben bewiesen, haben wir es hier weniger mit geringen Druckänderungen, die zwar eine Mareysche Kapsel betätigen können, als mit Formveränderungen zu tun, und trotz der gegenteiligen Annahme Beckers können wir sie doch aus seinen orthodiagraphischen Aufzeichnungen deutlich herauslesen. Bei der Einatmung hebt sich der obere Magenpol, und gleichzeitig werden die Reste des Zw. die unteren nach abwärts zu ziehen suchen. Bei extremer Exspiration wird zwar der ganze Magen schon gehoben, gleichzeitig aber durch den Druck der Brustwand abgeflacht werden. Daß dem so ist, erkennt man weniger aus der Betrachtung der Magengrenzenbilder als derjenigen des Skybalons c, das bei seiner Aufwärtsverlagerung eine Kompression in seitlicher und eine Verlängerung in vertikaler Richtung auf das allerdeutlichste zeigt. Es ist vielleicht nicht überflüssig zu erwähnen, daß dieses Skybalon, nach dem Bilde zu urteilen und nach den Erfahrungen bei andern Fällen von H. d., wohl im Pleuraraum liegt. Die von Becker gebrachten Theorien von der elastischen und peristolischen Kraft der Magenwand und der Druckübertragung von der r. Körperhälfte aus dürften wohl weniger in Betracht kommen. Jedenfalls sind die Einwände Beckers nicht geeignet, die Schlüsse von Hildebrand und Heß zu erschüttern, d. h. man kann mittels der Magendruckmessung mit an Sicherheit grenzender Wahrscheinlichkeit die Differentialdiagnose zwischen R. d. und H. d. stellen.

Diese Betrachtung leitet uns zur Röntgendiagnose über. Angesichts der Irrtümer, die diese schon veranlaßt hat, halten sie einige Autoren für nicht geeignet, Klarheit zu bringen, doch trifft dies in noch geringerem Maße als für die übrigen Methoden zu. Man kann mit dem Röntgenapparat mit absoluter Sicherheit die R. d. erkennen. Freilich ist damit nicht gesagt, daß nun jeder Fall damit erkannt werden muß; doch welche Methode leistet Vollkommenes? Aber in geeigneten Fällen, und es ist zu hoffen, daß bei guter Technik alle dies sind, wird man eine H. d. bestimmt ausschließen können.

Manche Beobachter machen es sich leicht. Wenn sie die typische Bogenlinie sehen, genügt ihnen das zur Diagnose R. d. Aber schon die Kasuistik läßt ohne weiteres erkennen, daß bei sicheren Zw.-Hernien dasselbe Symptom auftritt, wie es der Fall Lotze (7) und der 1. der Wietingschen Fälle zeigen. Andererseits gibt es aber keine R. d. ohne Bogenlinie. Wichtiger ist schon die Unveränderlichkeit des Schattens bei Lagewechsel, Nahrungsaufnahme, peristaltischen Bewegungen des Magens und Darms usw. Es bestand nämlich bei dem Lotzeschen Kranken nach Arnsperger eine durch die Sonde bedingte umschriebene Vorwölbung der Magenwand. Man muß Arnsperger beipflichten, wenn er dies für ein zugunsten der H. d. sprechendes Zeichen hält. Reuß (30) will die Breite der Bogenlinie für die Diagnose benutzen, doch das wäre mehr als unsicher. Schon nach der Stellung der Lampe wird die Dicke des Streifens wechseln; dann aber ist das Zw. bei der R. d. oft so verdünnt, daß es nur unwesentlich die Schattenbreite beeinflussen kann. — Wieting will die Form der engen Passagestellen als Kennzeichen gebrauchen. Wie Kardia und Pylorus liegen, ist aber doch nicht nur von einer eventuellen Bruchpforte abhängig, sondern von mancherlei anderen anatomischen und pathologisch-anatomischen Umständen.

Giffin glaubt, daß man bei H. d. Lungenzeichnung durch den Schatten der Bauchorgane sehen könne, was bei der R. d., wo das Zw. eine feste Grenze bilden soll, nicht der Fall sei. Nun kann aber doch auch der Magen allein die Lunge in einer vollständig horizontalen Ebene nach unten abgrenzen, so daß man über der Bogenlinie Lungenzeichnung, darunter ein helles Feld sieht. Hierher gehörige Beobachtungen finden sich bei Hirsch (6), Scheidemandel (21, 22) und, was besonders wichtig ist, bei Lotze (7).

Kommen wir also mit einem einfachen Bilde nicht weiter, so müssen wir mehrere Aufnahmen bzw. die Durchleuchtung heranziehen. Das Nächstliegende ist hier nachzuforschen, wie sich die Bogenlinie bei der Atmung verhält; denn, so schloß man, bewegt sie sich hierbei entsprechend der r. Seite, so ist damit der Beweis geliefert, daß funktionsfähiges Zw. den Schatten wirft; steht sie still, so ist es Magenwand. Betrachten wir daraufhin die Kasuistik. Da finden wir allerdings in den meisten Fällen eine dementsprechende Bemerkung. Hildebrand und Heß (6) erwähnen, daß beim Beginn der Inspiration ein leichtes Steigen auftritt, und erklären dies durch die Hebung des Brustkorbs, womöglich auch durch den hydrostatischen Druck in der Bauchhöhle von der r. Zw.-Hälfte aus. Dieselbe Beobachtung macht Arnsperger (11), sagt aber außerdem noch, daß beim Liegen nur geringe, nach dem Essen überhaupt keine Bewegung stattfand. Gar kein Herabsteigen sah Scheidemandel (22) bei seinem 2. Falle. Andererseits beobachtete Lotze (7) eine Bewegung vom 2. bis 4. I.-R. Also wieder den anatomischen Befunden widersprechend. Suchen wir den Grund hierfür, so finden wir ihn in Verwachsungen des Magens mit dem Zw. Tritt dieses herab, so zieht es den an der Bruchpforte fixierten Magen herab. Andererseits braucht bei der R. d. die Bogenlinie durchaus nicht immer abwärts zu steigen, denn das setzt doch vor allem eine Funktionsfähigkeit der l. Zw.-Hälfte voraus, was aber nach den später zu besprechenden pathologisch-anatomischen Veränderungen durchaus nicht immer der Fall ist. Daher mag auch dies Tiefertreten in einigen Fällen nur dadurch bedingt sein, daß die r. Zw.-Hälfte die l. mit herabzieht. Aber auch manche Beweglichkeit mag nur einem Beobachtungsfehler ihr Dasein verdanken. Denn man vergesse doch nicht, daß die Fußpunkte des Zw. nicht unbeweglich feststehen, sondern ihre Stellung während der Atmung fortdauernd wechseln. Je nach der Höhe der Lampe wird man also mitunter eine Stellungsänderung der Bogenlinie finden, wo in Wirklichkeit gar keine vorhanden ist, und tatsächlich hat auch Königer (12) durch orthodiagraphische Aufzeichnung bewiesen, daß ein scheinbares Tiefertreten tatsächlich nicht stattfand. Ebenso zeigte Jamin, daß im Falle Schneider (6) durch orthodiagraphische Aufzeichnung bei Inspiration nur unmerkliche Abwärtsbewegung, bei Phrenicusreizung nur eine solche von 5 mm nachweisbar war. — Wenn Wieting jedoch anführt, Stillstand der Bogenlinie könne bei R. d. einfach durch Ruhigstellung erklärt werden, so braucht man dem nur entgegenzuhalten, daß diese durch einfachste Beobachtung des Brustkorbs erkannt werden kann.

Dasselbe, was von der einfachen Atmung eben gesagt wurde, gilt auch von ihrer Verstärkung durch Phrenicusreizung. Denn ist bei einer H. d. der Magen fixiert, muß er auch hier mit nach unten wandern, wobei er übrigens infolge der plötzlichen, stärkeren Druckschwankung wohl seine Form ändern wird, indem er einmal der Zusammenziehung seiner Grundfläche folgend selbst schmäler, dann aber auch durch den Lungenzug höher werden wird. Dies kann unter Umständen wenigstens eine seitliche Kompression vortäuschen. Wenn also Jamin auf die Beobachtung einer seitlichen Zusammenpressung hin bei Schneider mit Sicherheit die Diagnose R. d. stellen will, so kann das nicht anerkannt werden.

Noch ein Wort über die paradoxe Beweglichkeit. Dieselbe ist bisher, wie es ja auch theoretisch nicht anders zu erwarten ist, stets nur bei Zw.-Hernie festgestellt worden, am schönsten im Halle Herz, wo der Magen sich normal bewegte, die im Pleuraraum liegende Flexura lienalis jedoch paradox. Für die Differentialdiagnose der R. d. ist sie also nur in negativem Sinne zu verwerten.

Wieting macht ferner den Vorschlag, den Magen vor dem Schirm aufzublähen. Bei H. d. würde sich die Bogenlinie ungehindert nach oben ausdehnen können, bei R. d. jedoch in dem Zw. einen Widerstand finden, so daß sich die Magenblase und mit ihr der Flüssigkeitsspiegel nach unten senkt. Das kann aber doch nur geschehen, wenn das Zw. überhaupt noch die nötige Spannkraft hat. Infolge nicht genügend zahlreicher Untersuchungen soll diese Frage nicht weiter besprochen werden.

Wollen wir aber die R. d. mit Sicherheit erkennen, so kann das nur geschehen, wenn wir Magenwand und Zw. getrennt voneinander darzustellen vermögen. Scheidemandel (21) versuchte den Nachweis dadurch zu führen, daß er angab, bei Brusttieflage reiche das Wismut nur bis zum unteren Rande der Doppellinie. Das ist aber doch wohl eine etwas ungenaue Beweisführung. Wirklich gelöst hat diese Aufgabe Beltz (14), dessen Versuche bereits früher ausführlich wiedergegeben sind. Unzweifelhaft ist die mediale veränderliche Blase der Magen, und die eigentliche Bogenlinie muß das Zw. sein. Mit gleicher Schönheit hat kein anderer Autor bisher die Diagnose gestellt, doch finden sich in der Literatur eine Reihe von Angaben, daß eine von der ersten ausgehende, stärker gekrümmte zweite Bogenlinie gesehen worden sei. Es kann sich in diesen Fällen um nichts anderes handeln als um die Magenwand, der sich lateral Darmschlingen anlegen. Arnsperger hält sie für einen Schenkel des gedehnten Zw., eine Annahme, die an und für sich schon unwahrscheinlich ist und leicht ganz abgelehnt werden kann durch den Nachweis, daß die Linie zugleich Grenze von Magen und Darm ist. Dasselbe gilt für die Ansicht Appels (18), daß die 2. Linie durch eine durch den Brustring bedingte Falte erklärt werden könne. Außerdem müßte dann dasselbe Bild sich immer darbieten, da doch Brustwand und Zw. nicht ihre Größe ändern. Jedenfalls glauben wir, daß überall, wo 2 Bogenlinien sichtbar waren, mit Sicherheit eine R. d. angenommen werden kann.

Nun erwähnen aber eine ganze Reihe von Autoren, daß unterhalb der Bogenlinie ein großes mediales Feld, der Magen, und mehrere laterale, Darmschlingen, sich befanden. Soll man diese Fälle als R.d. ansehen? Es wäre ja ein ganz sonderbarer Zufall, wenn bei einer H. d. Magen und Darm so nebeneinander und unter der Lunge gelagert wären, daß ihre obere Begrenzung eine gleichmäßige Bogenlinie bildete. Aber diese Annahme ist nicht notwendig. Der Bogenschatten kann sehr wohl nur von der Magenwand erzeugt werden. Der die kleinen Felder gebende Darm kann vor oder hinter dem Magen liegen und durch dessen lateralen Teil hindurchscheinen. Größere Deutlichkeit würde schon entstehen, wenn man zeigt, daß der Magen nicht über die seitliche Felderung hinausreicht, wie es in einem Fall von chronischer Magenblase durch Hoffmann geschehen ist; denn trotzdem die Sonde über $^1/_2$ m in den Magen geschoben wurde, trat sie doch nicht in den lateralen Teil über. Auch bei unserer Beobachtung lag der Wismutbrei nur im medialen Teil. Immerhin wird man aber nur hier eine Wahrscheinlichkeitsdiagnose stellen.

Auf Grund der uns jetzt zur Verfügung stehenden Kenntnisse wollen wir nun die Frage stellen, welche bisher beschriebenen Fälle überhaupt als R. d. anzusprechen sind. Zunächst natürlich die sezierten. Es sind dies außer den in der Einleitung (S. 4) erwähnten, die beiden Fälle Thomas (1, 2), Doering (4), Glaser (5), der 3. Fall von Beltz (15), 2 Fälle Eppingers (20), Schneider (6), Motzfeld (24) und ein Fall Krauses (29). Während des Lebens sind mit Sicherheit als R. d. erkannt: Schneider (6) durch Hildebrand und Heß, Herz (9), Arnsperger (11), Beltz II (14), Appel (18), sowie der erste und dritte Fall von Baetge (25, 27). Möglicherweise kann man auch den Fall Glaser (5) hier dazu rechnen, da Widenmann schreibt: „In den Binnenraum ragt ein teilweise zweischenkliger linienförmiger Schatten, welches die Grenzlinie des vorderen und hinteren Raumes des hufeisenförmig nach oben geschlagenen Magens darstellen dürfte." Könnte dies nicht auch die Grenze zwischen Magen und Darm sein? — Wenn wir die Fälle mit seitlicher Felderung als wahrscheinliche R. d. betrachten wollen, kämen hier in Frage der Kranke von Otten und Schefold (13), der von Franck (19), der 2. Scheidemandels (22), wie der von Reuß (30) und der unsrige (31). Im ganzen gibt es also in der Literatur 22 sichere und 5 wahrscheinliche Fälle von R. d.

Wenden wir uns nun den pathologisch-anatomischen Veränderungen zu. Das wichtigste ist natürlich das Zw. Überall hören wir, daß das r. Zw. nicht in seinem Gefüge verändert ist und fast stets eine dem Durchschnitt entsprechende Höhe hat. Ganz anders die l. Zw.-Hälfte. Sie ist nach oben ausgebuchtet und erreicht mindestens den 3. I.-R., in einem Falle (Beltz 3 [15]) sogar den unteren Rand der 1. R. Sie ist in einen schlaffen Sack verwandelt, der aber doch eine ziemlich große Festigkeit besitzt. Überall sind die 3 Bestandteile: Pleura, Sehnenmuskelschicht, Peritoneum erhalten, wenn auch bei dem 1. Falle Thomas (1) die mittlere Lamelle ein schleierartig durchbrochenes Aussehen hatte. Diese mittlere Membran besteht z. T. aus derbem, sehnenartigem Bindegewebe, in das an bestimmten Stellen Muskelfasern eingestreut sind, in anderen Fällen wiederum ist die Muskulatur zwar angelegt, aber durch Reihen von Fettzellen ersetzt; übrigens sind fettige und vor allem hyaline Degenerationen des Zw. nach den Untersuchungen Falkensteins keine Seltenheit. Interessant ist jedoch in dem Falle Glaser (5), daß die von der r. Seite stammenden, auf die l. hinübertretenden Muskelfasern die rote Farbe behalten hatten, während die entsprechenden Stellen r. weiß waren. — Einige Male wird erwähnt, daß die Veränderung genau am Lig. suspens. hepat. begann. Dort steigt die l. Zw.-Hälfte steil in die Höhe.

Von großer Bedeutung besonders für die Ätiologie ist auch das Verhalten der Phrenici. Auf diese wurde bei 4 Sektionen geachtet. Beltz (15) hat keine mikroskopische Untersuchung vorgenommen, sondern sagt nur, daß der l. Phrenicus am Herzbeutel verwachsen und von dort nicht weiter aufwärts verfolgbar war. Benda hat beim Falle Glaser (5) nur eine unbedeutende Verschmälerung der Fasern beobachtet; im übrigen war sowohl Nerv als auch sein Kern normal. Motzfeld (24) und Krause (29) dagegen beschreiben eine Atrophie des l. Phrenicus.

Selbstverständlich werden durch die Veränderung des Zw. auch die Nachbarorgane in Mitleidenschaft gezogen. Das Herz ist mehr oder minder nach r. gedrängt und zeigt gelegentlich Hypertrophie der r. oder l. Kammer. Die r. Lunge ist im großen ganzen unverändert, die l. stark verkleinert. Sie weist gelegentlich Emphysem, Atelektase, Pigmentation, schiefrige Induration, Ödem oder pneumonische Erscheinungen auf, ist aber nirgends komprimiert. Auch bestehen nur selten Verwachsungen. — Über die schweren, durch ein Empyem hervorgerufenen Krankheitsbefunde im 2. Falle Thomas (2) ist dort nachzulesen.

In der Zw.-Kuppe liegen Magen, Darmteile, auch die Milz und 2mal sogar der l. Leberlappen. In 2 anderen Aufsätzen wird nur erwähnt, daß dieser Lappen stark verkleinert war. Bei Doering (4) ist die ganze Leber seitlich zusammengedrückt. — Der Magen ist öfters erweitert und natürlich nach oben verlagert. Im Falle Schneider (6) war er um 180^0 gedreht, so daß die Hinterwand vorn, die Vorderwand hinten lag. Dieser Befund ist ein sehr auffälliger, da über den Volvulus des Magens bisher wenig bekannt ist. Unseres Wissens ist diese Form alleinstehend, da nach Neumann nur Fälle von Drehung um die eigene Längsachse beschrieben sind. Theoretisch wäre ein Volvulus noch möglich bei Erschlaffung der Bänder und (wie hier) Annäherung der Kardia an den Pylorus, außerdem noch durch Umschlingung des Magens durch ein Darmstück. Beide Arten sind jedoch noch nicht beobachtet worden.

Von anderweitigen Mißbildungen müssen genannt werden: Dreilappigkeit der l. Lunge, offenes Foramen ovale sowie verschiedene Brucharten.

Die Symptomatologie ist zum größten Teil schon im Kapitel Diagnose vorweggenommen. Doch sollen einige Punkte hier noch besonders erwähnt werden. Da ist es zunächst auffällig, daß ein Teil der Kranken lange Zeit hindurch überhaupt keine Beschwerden durch ihr Leiden hatte; bei anderen waren wiederum die Klagen nur geringfügig, andere indes, wie z. B. Schneider (6), hatten seit früher Kindheit erhebliche Schmerzen und Unbequemlichkeiten. Die dazu Anlaß gebenden Organe waren bei den einzelnen Patienten verschieden; bei einigen standen die Organe der Brusthöhle, bei anderen der Magendarmtractus im Vordergrund. Manche klagen über Schmerzen in der l. Brustgegend oder haben nur ein geringes Druckgefühl dort. Selten entstanden durch die Verlagerung des Herzens Beschwerden; dagegen trat öfters Atemnot infolge der Ausschaltung der l. Lunge auf. Auch Husten und Auswurf wird erwähnt, wohl als Ausdruck einer begleitenden Bronchitis. Häufig waren auch Magenbeschwerden: nach dem Essen traten Schmerzen und ein Gefühl der Völle, sogar Schweißausbruch auf. Auch wurden einige Kranke schnell satt und mußten daher öfters essen. So erheblich waren diese Beschwerden, daß im Falle Beltz I (8) eine nicht unbedeutende Nervosität die Folge war. Eine Dysphagia paradoxa wird nirgends erwähnt, doch beschreiben Otten und Schefold (13), daß ihr Patient einige Male nur schlecht schlucken und die Bissen erst nach langem Würgen in den Magen drücken konnten, so daß er wegen Speiseröhrenkrebs ins Krankenhaus geschickt wurde. Der Grund hierfür ist natürlich die Abknickung des unteren Endes des Ösophagus. Es sei hier noch auf eine Unwahrscheinlichkeit in der Auffassung Leichtensterns hingewiesen. Die Sonde wird nicht deshalb den Ösophagus leicht passiert haben, weil sie ihn gestreckt hat, dagegen — und Röntgenbilder zeigen ja ganz deutlich die Biegung — weil sie nicht durch die Speiseröhrenmuskulatur, sondern durch dauernden Druck von oben vorwärts bewegt wird. Auf eben diese Abknickung sind auch der Würgreiz und die krampfhaften Schmerzen beim Sondieren im Falle Königer (12) zurückzuführen. Das ist auch der Grund, warum manche Fälle viele Jahre hindurch symptomlos verlaufen. Baetge weist nämlich sehr richtig darauf hin, daß diese Umbiegung einen Ventilverschluß des Magens darstellt, so daß dieser sich unter Umständen stark aufblähen muß und nun durch Druck auf die Nachbarorgane Beschwerden auslöst. Ob dagegen die Verengerung der Gefäßlumina durch die Verlagerung, auf die derselbe Autor Wert legt, viel zur Erklärung der Atemnot beitragen kann, möchten wir dahingestellt sein lassen. — Incarcerationserscheinungen des Magens werden von einigen Beobachtern für unwahrscheinlich, ja für unmöglich (Ladebeck) gehalten, sind aber doch schon sicher gesehen worden. So hat der Patient von Herz (9) Magenblutungen und angeblich auch schwarze Stühle gehabt. Das läßt sich doch nur durch Abklemmung erklären. Die Blutverluste waren so stark, daß eine beträchtliche Anämie eintrat. Und ähnliches ist auch im Falle Widenmann-Glaser (5) dagewesen. Schließlich ist die Möglichkeit sogar durch die Sektion einwandfrei nachgewiesen, nämlich im Falle Schneider (6), bei dem, wie oben erwähnt, der Magen um 180° gedreht war. Sogar unter normalen Umständen ist ja schon nach der Veröffentlichung Neumanns ein Volvulus möglich, wieviel eher da bei den Zerrungen und Abknickungen, die bei einer R. d. bestehen! —

Auf die Erweiterung des Bauchraumes durch die Zw.-Ausbuchtung ist es wohl zurückzuführen, daß die eine Kranke Krauses (29) während der Schwangerschaft auffallend schlank war.

Über die Therapie ist wenig zu sagen. Eine Beseitigung der R. d. ist kaum denkbar und wird sich wohl auch nicht durch Faradisation nach Hoffmann erreichen lassen. Eine Operation dürfte auch nur selten in Frage kommen; Arnsperger warnt direkt davor. Ladebeck macht dagegen den Vorschlag, bei totaler traumatischer Phrenicuslähmung eine Raffung zu versuchen. Theoretisch möglich wäre noch ein Verfahren. Wenn nämlich der Phrenicus irgendwo in Narbengewebe eingebettet wäre, könnte man ihn daraus zu befreien suchen, analog etwa der Lösung von Extremitätennerven aus Callusmassen. Abgesehen von der sehr schwierigen Technik müßte vor allem die Diagnose gestellt und der Ort der Einbettung festgestellt werden. Ob sich diese beiden Forderungen jemals erfüllen lassen werden, ist eine andere Frage.

Somit käme nur eine symptomatische Therapie in Betracht. In erster Linie steht dabei die Beseitigung von etwaigen Incarcerationserscheinungen. Hier wird man mit mehr Aussicht auf Erfolg operieren, kann sich aber auch mit konservativen Maßnahmen begnügen. Leichtenstern schlägt hier (allerdings für H. d.) vorsichtige Lufteinblasungen und Spülungen, auch des Darms, vor; auch die Reposition durch Einführung der Hand in das Rectum nach Simon könnte versucht werden. Bei Erstickungsgefahr wiederum könnte man durch Ausheberung oder Magenpunktion Erleichterung verschaffen.

Die allgemeinen Beschwerden werden am einfachsten durch Regelung der Diät gelindert. Zu große Mahlzeiten sowie blähende Nahrungsmittel müssen vermieden werden, um eine Auftreibung des Magens und stärkere Hebung des Zw. zu verhüten. Auf chirurgischem Wege will Franck etwas Ähnliches durch Ausschaltung der Flexur oder Beseitigung etwaiger Stenosen erreichen. Bisher ist eine Operation nur in einem Falle [Glaser (5)] infolge falscher Diagnose gemacht worden. Allerdings ist hier, trotzdem nichts weiter geschehen ist, eine Besserung eingetreten, was wohl auf seelische Einflüsse zurückzuführen ist. — Schließlich werden noch Atemübungen mit Druck auf die r. Seite und Heben des l. Arms von Hoffmann empfohlen. Nach dessen Vorschrift dürfen sie nur nackt gemacht werden!

Die übrigen Vorschläge sind mehr zur Prophylaxe zu rechnen. Vor allem sollen keine schweren körperlichen Arbeiten ausgeführt werden, um nicht die Bauchpresse in Tätigkeit treten und durch den erhöhten Druck eine weitere Heraufdrängung des Zw. herbeiführen zu lassen. Dazu gehört auch das Vermeiden vom Pressen beim Stuhlgang sowie der Schwangerschaft. Leichtenstern verbietet auch Brechmittel bei H. d., da danach mehrere Todesfälle beschrieben worden sind. Man wird sie auch bei R. d. nicht gebrauchen.

Die Prognose wird im allgemeinen recht günstig gestellt, und der Tod ist als direkte Folge der R. d. noch nicht beobachtet worden, darin hat Beltz recht. Andererseits aber ist doch die Tätigkeit der inneren Organe, vor allem der Lunge und des Herzens, geschädigt, worauf Doering und Ladebeck aufmerksam machen. Nach Wieting können auch durch die Blähungen Schleimhautdehnungen mit ihren Folgen eintreten. Gleichgültig ist der Zustand also sicher nicht. Dazu kommt noch die Gefahr der Einklemmung. Und wenn sich bisher diese auch immer von selbst gelöst hat, so muß man immerhin die durch sie veranlaßten Blutungen in die Rechnung mit einbeziehen, und daß diese Gefahr nicht gering ist, zeigt wieder der Fall Herz (9).

Wir kommen nun zu dem letzten, aber sehr wichtigen Kapitel, nämlich zu der Frage nach der Entstehung dieser seltenen und schwer erklärbaren Anomalie. Mehrere Theorien sind aufgestellt worden, trotzdem kann man aber nicht mit Sicherheit die Antwort geben, weil die Fälle, vor allem die sezierten, so selten sind, und dann, weil bisher, soweit es uns bekannt ist, noch niemand den Versuch unternommen hat, experimentell den Schleier von den Gründen dieser Krankheit zu ziehen.

Ganz einfach und auf den ersten Blick zu sehen ist die Entstehungsursache der R. d. im 2. Falle Thomas (2). Die eitrige Entzündung der r. Pleura hat zu einer Schrumpfung der r. Lunge geführt; dadurch ist das Mediastinum nach r. und die l. Lunge nach o. gezogen worden. Infolgedessen ist die l. Zw.-Hälfte dem verstärkten Zuge nach o. gefolgt, während die r. durch die pleuritischen Veränderungen nach unten gedrängt ist.

Aber in den übrigen Fällen ist kein so deutlicher Hinweis auf die Ätiologie gegeben. Wir müssen daher die angegebenen Erklärungen der Reihe nach besprechen und wollen mit der am meisten benutzten, nämlich der der kongenitalen Entstehung beginnen.

Eine R. d. könnte kongenital sowohl durch Mißbildung des Zw. als auch seiner Nachbarorgane veranlaßt sein. Da die Entwicklungsgeschichte des Zw. wohl nicht jedem Leser ohne weiteres in der Erinnerung ist, möge es gestattet sein, sie kurz zu wiederholen. Wir folgen dabei den Ausführungen von Uskow, Waldeyer, Ravn und Hertwig.

Beim sehr jungen Kaninchenembryo (beim Menschen konnten wohl diese Untersuchungen noch nicht angestellt werden) bildet das Mesoderm auf jeder Seite des sehr dünnen, blattförmigen Leibes eine spaltartige Höhle, das primäre Cölom. Diese verwächst auf eine Zeitlang in der Mitte. Diese „Verwachsungsbrücke" (Uskow) schwindet aber wieder. Später tritt jedoch eine neue Verbindung dadurch ein, daß von medianwärts die Vena omphalomesenterica, von lateralwärts die V. umbilicalis gegen die Höhle vordringen und sich vereinigen und so das Cölom in eine dorsale und ventrale Hälfte (Recessus parietalis dors. et ventr.) teilen. Dadurch, daß sich das Darmrohr schließt, legen sich die Cölomwände aneinander, und an der Stelle, wo die Verwachsungsbrücke bzw. die Venenvereinigung ist, entsteht das Septum transversum (His). Auch die Höhlen vereinigen sich. Diese Vorgänge spielen sich zuerst am Kopfende ab und schreiten allmählich nach hinten, so daß z. B. vorn eine einheitliche Leibeshöhle besteht, die nach hinten in zwei Gänge ausmündet. Waldeyer vergleicht dies mit einer Hose. Das Septum transv. rückt auch abwärts, schwindet dabei weiter oben, und zwar verbindet es die Stelle des Darms, die sich eben erst geschlossen hat, mit der Rumpfwand. Wenn nun die Bildung des Darms soweit vorgeschritten ist, daß die Leberanlage nach vorn heraussproßt, bedeutet diese für das Sept. transv. eine Schranke, die es nicht überschreiten kann. Es bleibt also stehen als Rest des ventralen Gekröses und ist die primäre Zw.-Anlage. — Auf den Seiten dringen die beiden Ductus Cuvieri dorsal- und kranialwärts gegen die Leibeshöhle vor; dadurch entsteht die Membrana pleuropericardiaca, die l. Abgrenzung der Herzbeutelhöhle. Die Recessus pariet. werden infolgedessen zu den Pleurahöhlen, doch bleibt ihre kaudale Öffnung noch erhalten. Gleichzeitig entstehen auch die Lungen, die auf den dorsolateralen Leberlappen stoßen. Auch auf der dorsalen Wand des Recess. pariet. dors. bildet sich eine Leiste, die mit der Membr. pleuroperic. zusammenhängt und von kraniallateral nach caudalmedial verläuft. Ebenso bildet sich auf der gegenüberliegenden ventralen Wand der Rec. pariet. dors. eine Falte, die sich nach medialcaudal bis zum Ausgangspunkt der l. Falte erstreckt. Beides sind die Uskowschen Pfeiler, die miteinander und dem Sept. transv. verwachsen. Die Konvexität des Zw. liegt ursprünglich nach unten. Das Sept. transv. zerfällt in 2 Schichten, die nach der Herzbeutelhöhle und der Leber zugekehrt und durch lockeres, faseriges Bindegewebe miteinander verbunden sind. Dazwischen wächst von der Rumpf-, besonders von der Dorsalwand her die Muskulatur. — Dort, wo sich das Sept. transv. in die Membr. pleuroperic. fortsetzt, lagen anfänglich die N. phrenici. Mit der Membran wandern sie in die Brusthöhle.

Sehen wir uns jetzt die Entwicklungsgeschichte des Zw. auf ihre Verwertungsmöglichkeit zur Erklärung der Entstehung der R. d. an, so müssen wir sagen, daß sie nicht dazu verwendbar ist. Denn niemals bestand eine stärkere Ausbuchtung nach oben, die etwa erhalten gegeblieben sein könnte. Dagegen ist es leicht zu erkennen, daß das Unterbleiben der Verwachsungen Zw.-Hernien zur Folge haben kann; für unsere Zwecke ist dieses aber wertlos.

Nun macht Eggeling darauf aufmerksam, daß bei Schneider (6) der l. Leberlappen nur klein war. Dies könnte vielleicht eine Art von Bruchanlage darstellen. Diese Erklärung gewinnt an Wahrscheinlichkeit, wenn man bedenkt, daß auch Doering (4) über dasselbe berichtet. Doch in derselben Beschreibung finden wir etwas, was die Verkleinerung vielleicht nur als sekundär bedingt erscheinen läßt. Die ganze Leber war hier nämlich klein und seitlich zusammengedrückt. Da nun infolge der eigenartigen anatomischen Verhältnisse der l. Leberlappen sicher stärkerem Druck ausgesetzt ist, mag wohl eine Druckatrophie vorgelegen haben. Ätiologisch ist dies also wahrscheinlich ebensowenig zu verwerten wie der Umstand, daß einige Male dieser Lappen nach oben umgeklappt gefunden wurde. — Außerdem ist aber die Leber während der ersten Hälfte der Schwangerschaft ein symmetrisches und sehr kompaktes Organ, so daß damit schon die Annahme, die R. d. entstände durch Störungen in der Leberanlage, im höchsten Grade unwahrscheinlich wird.

Magen und Herz können wohl kaum in Betracht kommen, um ein Licht auf die Ätiologie der R. d. zu werfen.

Somit bliebe nur noch die Lunge übrig, und hier ist die Erklärung unseres Erachtens nach gelungen. Das Verdienst kann Baetge für sich in Anspruch nehmen, wenn auch schon vorher Doering einen ähnlichen Gedanken gehabt hat. Er geht von den Druckverhältnissen im Brustraum aus. Eine Vermehrung des Abdominaldrucks würde seiner Meinung nach zwar eine Höherlegung der Ansatzstellen des Zw., zugleich aber auch eine Erweiterung der unteren Brustapertur zur Folge haben. In einem von ihm zitierten Falle von Tendeloo (kongenitaler Bauchtumor) war sogar das Zw. abgeflacht. Für die Druckverhältnisse im Brustraum sind folgende Größen maßgebend: 1. Thoraxwand, 2. Zw., 3. Herz, Lunge und große Gefäße. Bei Druckverminderung muß mindestens eins dieser Organe darunter leiden, und es können so entweder Deformierungen des Thorax oder Emphysem oder R. d. entstehen. Der Grund für die Verminderung des Innendrucks ist nach seiner Ansicht eine zu geringe Entwicklung der l. Lunge. Daß das möglich ist, beweist ein auch von ihm angeführter Fall von Schmit. Es handelt sich dort um die Leiche eines Knaben vom 8. intrauterinen Monat, dem beide Lungen mitsamt den Pleuren fehlten. In der r. Brusthälfte bis zur 6. Rippe herab lag das Herz, l. lag das Zw. von der 2. bis 4. R. der Brustwand an. Darüber befand sich Fett bis zur Subclavia hinauf. Um aber zu unserm Thema zurückzukehren: Durch die Hypoplasie der l. Lunge fehlt dem vordringenden Wachstum der Bauchorgane der Widerstand, und so kommt es zur Ausfüllung der l. Brusthälfte durch Bauchorgane unter Empordrängung der l. Zw.-Hälfte. Eine Schwierigkeit besteht aber doch bei dieser Erklärung, nämlich, daß die Leber keinen Widerstand leistet. Denn wie wir eben erst erfahren haben, ist während der ersten Monate der l. Leberlappen ebenso groß wie der r. Eine gegenteilige Meinung von Baetge ist ein Irrtum.

Die l. Lunge weist auch in allen sezierten Fällen nur nebensächliche im Leben entstandene Veränderungen auf, nie eine Kompression, die bei späterer Entstehung doch wahrscheinlich wäre. Über diesen Punkt werden wir aber noch weiter unten zu sprechen haben.

Für die kongenitale Entstehung sprechen ferner andere gleichzeitig vorhandene Mißbildungen, sowie die lange anhaltende Symptomlosigkeit, die doch ein Zeichen dafür ist, daß der Träger der Krankheit an den Zustand gewöhnt ist.

Ein ferneres für die Ätiologie wichtiges Moment ist das Verhalten des l. Phrenicus. In nicht weniger als 4 von den sezierten 10 Fällen, über die hier berichtet wird, hat man eine Schädigung der Nerven gefunden, und tatsächlich nimmt auch eine ganze Reihe von Autoren an, daß dies eine R. d. zur Folge haben könne. Eppinger meint zwar mit Bezug auf den Fall Glaser (5), daß die geringe Schädigung hier gegen den Zusammenhang spricht. Aber 1. bestand hier doch eine, wenn auch unbedeutende Atrophie, 2. jedoch kann jede Krankheit verschiedene Ursachen haben, und wenn die eine bei einem Kranken nicht vorliegt, kann man nicht daraus schließen, daß sie überhaupt keine Bedeutung hat.

Ebenso kann nicht anerkannt werden, wenn Doering als Hauptgrund gegen die spätere Entstehung, etwa durch Phrenicuslähmung, anführt, daß dann Deformationen der Thoraxwand eintreten müßten. Diese können gewiß sich bilden, brauchen es aber nicht bei der doch sehr langsamen Entwicklung einer R. d. Und wie wir oben gesehen haben, wirkt eine Verminderung des Innendrucks auch auf Lunge und Zw.; wenn wir hier also eine R. d. und keine Wanddeformität oder kein Emphysem haben, so ist damit der Forderung nach einer Schädigung der Nachbarorgane vollauf Genüge geleistet.

Größeres Gewicht ist auf die Tatsache zu legen, daß bei den reinen Fällen von R. d. (also mit Ausnahme des 2. von Thoma [2]) niemals eine Lungenkompression gefunden worden ist. Aber schließlich könnte man sich vielleicht auch denken, daß bei der langen Dauer der Erkrankung sekundär eine Inaktivitätsatrophie stattgefunden haben könne, also eine ursprünglich vorhanden gewesene Kompression nachträglich geschwunden ist.

Nun kommt aber noch eine Beobachtung, die direkt gegen die Phrenicuslähmung als ätiologischen Hauptpunkt spricht. Nach den Untersuchungen von Cavalié (nach Heß), Hellin u. a. wird nämlich das Zw. nicht allein vom Phrenicus der einen Seite, sondern auch durch Anastomosen von der andern her, sowie durch Äste der Intercostalnerven innerviert, so daß es sich selbst bei Phrenicusdurchschneidungen weiter bewegt. Man wird also die Phrenicusatrophie bei R. d. als sekundär entstanden, als Inaktivitätsatrophie ansprechen müssen. Doch müssen wir auf den Phrenicus noch einmal zu sprechen kommen.

Was von der Phrenicusatrophie gilt, kann man auch von der etwaigen Entstehung durch primäre Muskelatrophie des Zw. sagen in bezug auf Thoraxwand und Lungenkompression. Weiterhin ist, abgesehen davon, daß bald eine fibröse, bald eine fettige Degeneration der Muskulatur gefunden wurde, keine Krankheit bekannt, die eine solche auf die Hälfte eines Muskels beschränkte, sonst keinen andern Körpermuskel ergreifende Degeneration zur Folge hätte. Falkenstein wenigstens hat in seinen Fällen stets das ganze Zw. beteiligt gefunden. Wenn man sich nun aber andererseits die scharfe Abgrenzung des Gesunden vom Kranken ansieht (man achte z. B. im Glaserschen Falle [5] auf die Kreuzung der mittleren Schenkel), so kann man sich das eigentlich nur erklären, wenn man annimmt, der Phrenicus sei doch ganz oder teilweise schuld an der Atrophie. Demnach ist also eine vollständige Ablehnung der Lehre von der R. d. als Folge einer Phrenicusatrophie nicht gestattet.

Inwiefern eine R. d. durch Trauma entstehen könne, vermögen wir nicht einzusehen, allenfalls durch Phrenicusschädigung. Dagegen können selbstverständlich Unfälle Incarcerationen und ähnliche Vorgänge auslösen.

Während wir bisher die Verringerung des Drucks im Brustraum als letzten Grund der R. d. kennen gelernt haben, hat Hoffmann und nach ihm Franck das Problem von der anderen Seite her zu lösen versucht. indem sie annehmen, daß der geblähte Magen bzw. die Flexura lienalis das Zw. von unten her emportreiben. Besonders Hoffmann hat sich viel mit der chronischen Magenblase beschäftigt. Diese entsteht durch Magenerkrankungen, habituelle Verstopfung, vielleicht auch Muskelerkrankung des Zw. Jedenfalls soll der Magen oder Darm das Zw. heben und durch die dauernde (nicht vorübergehende) Hochdrängung zur R. d. führen. Diese erzeugt wieder Obstipation, so daß der Circulus vitiosus geschlossen ist. Und tatsächlich scheinen einige Beobachtungen diese Ansicht zu bestätigen. Zunächst beschreibt Hirsch einen Versuch, bei dem er 2 eklatische Mägen blähte und dabei die große Kurvatur durch die Hand fixierte. Dadurch wurde ein Zw.-Hochstand mit Verschiebung der Herzdämpfung erzielt. Ferner erwähnt Beltz, daß in seinem 2. Falle (14) das Zw. bei angehaltenem Stuhl höher stand. Aber trotzdem hat diese Erklärung wenig Wahrscheinlichkeit für sich. Denn wie Königer ausführt, müßten dann bei der Häufigkeit der Magenblase mehr Fälle von R. d. bekannt sein, ein Schluß, der aber gewiß angreifbar ist. Vor allem jedoch kann wohl eine allmähliche Hochtreibung nie eine so starke Atrophie der Zw.-Muskulatur zur Folge haben, wie sie doch beschrieben ist. Und tatsächlich ist es schon Thoma aufgefallen, daß in dem einzigen sicheren Falle (2) von erworbener R. d. die Zw.-Muskulatur zwar stark gedehnt und gespannt, aber immer noch deutlich erhalten ist. Folglich wird man die Theorie Hoffmanns ablehnen müssen. Er selbst scheint auch diese nicht mehr mit derselben Energie zu verteidigen, da er in einem späteren Aufsatz sagt, zur Entstehung der R. d. müßte die Muskulatur durch pleuritische oder peritonitische Prozesse geschädigt sein. Bevor aber nicht neues Sektionsmaterial dafür den Beweis bringt, können wir uns nicht zu seinen Lehren bekennen.

Fassen wir die Ergebnisse unserer Betrachtungen kurz zusammen, so finden wir folgendes:

1. Die sehr seltene Relaxatio diaphragmatica ist gekennzeichnet durch eine sehr starke Ausbuchtung einer, fast immer der l. Zw.-Hälfte.
2. In ihren Erscheinungen ähnelt sie sehr einer Hernia diaphragmatica.
3. Die Differentialdiagnose ist schwierig, aber doch zu stellen, und zwar mit Hilfe der Messung des Mageninnendrucks, noch sicherer auf röntgenologischem Wege, indem man Zw. und Magenwand getrennt darzustellen sucht.
4. Die R. d. ist wahrscheinlich kongenital; jedoch ist eine Entstehung infolge von Phrenicuslähmung nicht ganz von der Hand zu weisen.

Lebenslauf.

Max Paul Johannes Bergmann wurde am 22. III. 1888 in Schmalkalden (Hessen-Nassau) geboren. Sein Vater ist zurzeit Rektor der katholischen Volksschule zu Czempin (Posen). Er selbst ist wie seine Mutter evangelisch. Nachdem er die Schulen zu Lobsens (Posen) und Czempin besucht hatte, trat er Ostern 1900 in die Quarta des Kgl. Friedrich-Wilhelms-Gymnasiums zu Posen ein, das er Ostern 1907 verließ, um in Berlin Medizin zu studieren. Dort bestand er auch die ärztliche Vor- und Hauptprüfung. Seit dem 1. VIII. 1912 ist er Medizinalpraktikant an der inneren Abteilung des Posener Diakonissenhauses. — Über sein Militärverhältnis ist noch nichts entschieden.

Diese Abhandlung schrieb er während seiner Praktikantenzeit auf der inneren Abteilung des Posener Diakonissenhauses auf Anregung seines verehrten Chefs, Herrn Professor Dr. O. Heß.

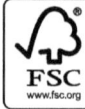

MIX
Papier aus verantwortungsvollen Quellen
Paper from responsible sources
FSC® C105338

If you have any concerns about our products,
you can contact us on
ProductSafety@springernature.com

In case Publisher is established outside the EU,
the EU authorized representative is:
**Springer Nature Customer Service Center GmbH
Europaplatz 3, 69115 Heidelberg, Germany**

Printed by Libri Plureos GmbH
in Hamburg, Germany